ESSAI

SUR LES

MODIFICATIONS DE LA PUPILLE

PRODUITES PAR

LES AGENTS THÉRAPEUTIQUES

PAR

LE Dr F. LEBLANC

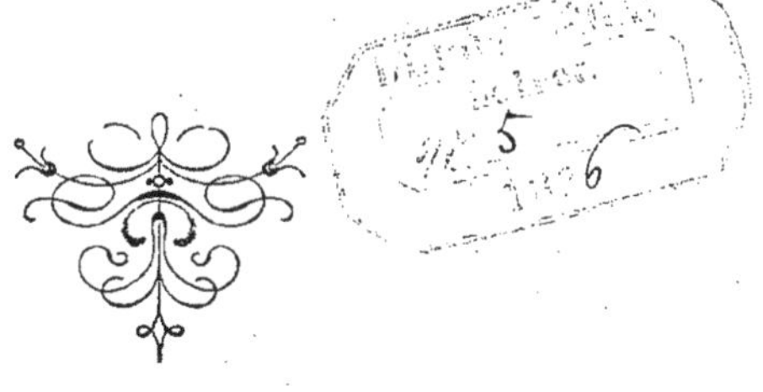

PARIS
ADRIEN DELAHAYE, LIBRAIRE-ÉDITEUR
PLACE DE L'ÉCOLE-DE-MÉDECINE

1875

ESSAI

SUR LES

MODIFICATIONS DE LA PUPILLE

PRODUITES PAR

LES AGENTS THÉRAPEUTIQUES

ORLÉANS. — IMPRIMERIE DE G. JACOB, CLOÎTRE SAINT-ÉTIENNE, 4.

ESSAI

SUR LES

MODIFICATIONS DE LA PUPILLE

PRODUITES PAR

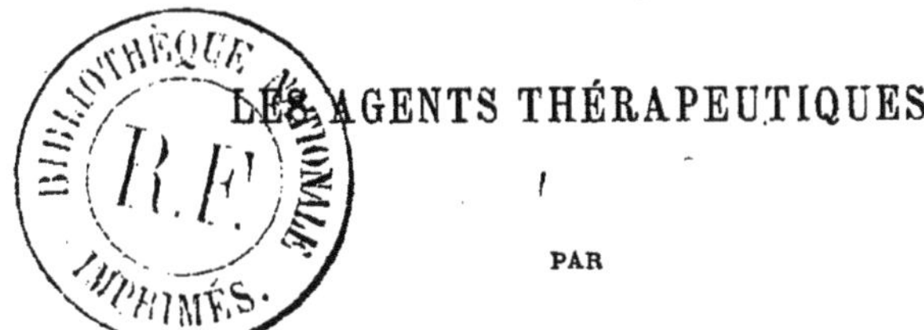

LES AGENTS THÉRAPEUTIQUES

PAR

LE Dr F. LEBLANC

PARIS

ADRIEN DELAHAYE, LIBRAIRE-ÉDITEUR

PLACE DE L'ÉCOLE-DE-MÉDECINE

—

1875

ESSAI

SUR LES

MODIFICATIONS DE LA PUPILLE

PRODUITES PAR

LES AGENTS THÉRAPEUTIQUES

Nous croyons très-nécessaire, au début de ce travail, d'invoquer la bienveillance de nos juges. Notre sujet est vaste, difficile, et, malgré nos efforts, nous pouvons craindre de l'avoir incomplètement et imparfaitement traité.

Cependant, convaincu de l'extrême importance qu'offrent tous les aspects de la thérapeutique, nous n'hésitons pas à nous rassurer, en pensant qu'une œuvre qui a pour but d'appeler l'attention sur l'un d'entre eux ne saurait être inutile.

Personne ne sera tenté de nier la valeur des signes fournis par l'examen de la pupille dans nombre de maladies. Nous croyons que cet examen n'est pas d'une utilité moindre pour constater les effets de certains traitements, juger du mode et du degré d'action de certains médicaments.

Nous déplorons la tendance au scepticisme thérapeutique qui semble se faire jour actuellement parmi les médecins;

pour nous, la médecine conserve son ancienne définition : elle est toujours *l'art de guérir*. Aussi, tout essai cherchant à faciliter la connaissance, l'usage des moyens de guérison placés entre nos mains est-il louable par son but, sinon par sa valeur, et ses résultats.

Depuis longtemps déjà, nous étions décidé à prendre pour sujet de notre premier travail une étude de thérapeutique; nous serons heureux si, en montrant le vif intérêt pratique que comporte tout ce qui s'attache à cette science, nous arrivons à encourager les débutants dans une voie si féconde.

Nous devons ici remercier nos bons amis et collègues, MM. Vincent, Jarry, Maygrier, auxquels nous devons avec de nombreux renseignements des observations cliniques dont nous avons cité les plus concluantes; tout particulièrement notre ami le docteur A. Gassot (de Chevilly) et M. Robert Halma-Grand, externe des hôpitaux, qui a participé à presque toutes nos expériences.

M. le docteur E. Landolt, déjà honorablement connu par plusieurs importants travaux d'ophthalmologie, nous a autorisé à citer ici un pupillomètre fort ingénieux (1) qu'il fit construire pour faciliter nos expériences; nous lui en exprimons toute notre gratitude.

Nous offrons aussi nos sincères remercîments à M. le docteur A. Moreau, membre de l'Académie de médecine, pour l'obligeance avec laquelle il a mis le laboratoire de physiologie du Muscum à notre disposition et pour les bienveillants conseils que nous avons reçus de lui.

Mais surtout que notre savant maître, le professeur Gubler, reçoive ici l'hommage de notre reconnaissance. C'est son en-

---

(1) Voir la description page 21.

seignement qui nous a suggéré le sujet de notre thèse. La plupart des théories que nous avons émises sont les siennes; les idées même qui paraîtraient nous être les plus personnelles lui appartiennent; elles nous sont apparues comme les corollaires logiques de ses exposés; elles découlent, elles dérivent de ses cours, de ses leçons cliniques, des expériences auxquelles il s'est livré. C'est son haut patronage qui fait notre confiance au moment où nous nous présentons pour affronter la discussion publique.

PRÉLIMINAIRES

Les innombrables médicaments dont se compose la pharmacopée ont des modes d'action très-divers. On peut, cependant, reconnaître pour nombre d'entre eux certaines analogies dans leurs effets, et établir ainsi des groupes d'agents dont l'action, sans être identique, se rapproche du moins assez, par certains traits, pour mériter de former une classe, artificielle il est vrai, néanmoins fort utile, tant pour l'étude de la thérapeutique en elle-même que pour la mise en pratique, au lit du malade, des données que nous puisons dans cette science. Malheureusement, plus l'expérimentation physiologique des médicaments fait de progrès, et plus l'on voit combien les diverses classifications qui nous ont été proposées sont défectueuses et combien il est difficile, pour ne pas dire impossible, d'en produire de meilleures. On peut, tout au plus, esquisser à grands traits de larges divisions; mais, dès qu'on arrive au détail, dès qu'il s'agit de réunir les agents qui composent une classe, on éprouve d'insurmontables difficultés (1). Telle subs-

(1) M. le professeur Gubler admet dans la thérapeutique plutôt des médications que des classes de médicaments. Il trace ainsi des lignes de démarcation qui existent pour les effets d'une substance bien plutôt que pour la substance elle-même : tel agent peut entrer dans des médications diverses; l'attribuer à une seule classe serait la plupart du temps inexact.

tance a des effets différents, suivant les doses, bien plus, suivant la condition des sujets auxquels on l'administre. Ainsi l'opium, reconnu comme narcotique et stupéfiant, et placé dans cette classe par tous les thérapeutistes, n'est-il pas, à petites doses, un stimulant? N'active-t-il pas, d'une manière puissante et heureuse, les fonctions cérébrales des anhémiques et des gens épuisés, et, dans un autre sens, n'est-il pas funeste chez les fous à phlegmasies encéphaliques? Il aboutit à augmenter leur délire.

Ces quelques mots suffisent pour montrer les difficultés qui, dès le début, se sont présentées à nous. Quelles divisions établirions-nous dans notre sujet? Nous ne pouvions avoir la prétention de prendre par ordre alphabétique tous les médicaments du Codex et d'étudier les troubles de la pupille que produit l'administration de chacun d'eux.

Outre que nous devions forcément nous restreindre, ce travail n'eût pas eu d'avantages réels; il n'eût pas montré les relations que nous croyons exister entre les actions d'agents divers servant à des usages analogues. Nous avions un instant pensé à diviser notre étude en deux grandes classes : 1° les agents qui dilatent la pupille; 2° ceux qui en diminuent le calibre. Mais bientôt nous avons reconnu la nécessité d'abandonner ce projet de plan; il nous a semblé fastidieux et devoir nous entraîner à une sorte d'énumération dénuée de tout intérêt pratique. Nous n'eussions pas ainsi réussi à montrer les liens qui unissent et les différences qui distinguent les actions de substances devant tendre chez le malade au même résultat; ces substances peuvent faire partie d'un même ordre, d'une même classe, et avoir cependant sur la pupille et sur d'autres organes des effets différents, ce qui indique qu'elles ne peuvent être indistinctement employées. Il s'agit d'étudier leurs indications d'après ce que nous savons de leurs effets; il est donc nécessaire de les présenter, pour ainsi dire, dans un même cadre, destiné à rappeler leurs plus fréquents usages.

Du reste, une distinction aussi tranchée des agents modificateurs de la pupille serait peu physiologique. Certaines substances myosiques peuvent en effet devenir, dans certains cas, mydriatiques, et réciproquement; d'autres, suivant les doses, produisent successivement les deux effets. Ajoutons que l'explication des modifications pupillaires est loin d'être toujours la même; c'est ce qui justifie l'absence, dans ces préliminaires, d'un exposé général de physiologie. C'est à chaque article que nous comblerons cette lacune par des considérations théoriques qu'il eût été inutile de réunir.

Pour toutes ces raisons, nous devions adopter une classification; celle de Trousseau et Pidoux nous a semblé la plus favorable à notre travail. Les deux éminents auteurs ont su la rendre à la fois scientifique et pratique pour le médecin, qui y trouve rassemblés, sous une même dénomination significative, les divers agents qu'il peut, selon les cas, utiliser contre telle ou telle affection.

La pupille est accessible à un facile examen; cependant son extrême mobilité peut donner lieu à des erreurs dont la cause, due à la plus légère influence, arrive à nous échapper; une attention un peu soutenue les fait éviter, et, nous n'hésitons pas à le dire, on arrive à des résultats assez précis, du moins dans les conditions ordinaires, car certains états pathologiques peuvent vicier d'avance la valeur des modifications constatées.

Nous supposons connues l'anatomie et la physiologie oculaires.

Centre béant de l'iris, la pupille, à l'état normal, règle, pour ainsi dire, la quantité de rayons lumineux qui doivent pénétrer dans l'œil et impressionner la rétine; se contractant sous l'influence d'une lumière vive, elle s'élargit dans l'obscurité. Ces alternatives de resserrement et de dilatation ont donné lieu à plusieurs théories. Rouget les explique par une sorte d'érection; il est certain, en effet, que les phénomènes vasculaires ne sont pas sans modifier les dimensions de la pupille. L'iris s'épanouit, pour ainsi dire, et son ouverture diminue d'autant quand la turgescence des vaisseaux révèle la congestion; la pâleur anhémique de l'œil, au contraire, s'accompagne de mydriase. On admet, en outre, généralement, aujourd'hui, et nous adoptons cette manière de voir, la présence dans l'iris de deux muscles, composés tous deux de fibres musculaires lisses: l'un, circulaire, forme une sorte d'anneau, un véritable sphincter; l'autre, plus postérieur, est constitué par des fibres radiées, disposées de telle manière que leur contraction amène la dilatation de la pupille. Ces deux muscles distincts reçoivent des nerfs d'origine différente. Le dilatateur pupillaire est innervé par des filets venus du rameau carotidien du grand sympathique. Le sphincter se trouve sous la dépendance du nerf de la troisième paire, moteur oculaire commun. Dans l'état normal, l'influence de ces deux nerfs se contrebalance, et l'équilibre existe; mais vienne à prédominer l'action de l'un d'eux, la pupille subit une modification plus ou moins prononcée, habituellement appréciable, et durant tant que persiste la perturbation nerveuse qui lui donne origine (1). Le nerf trijumeau exerce aussi une action assez ma-

---

(1) Consulter, pour l'anatomie et la physiologie de la pupille, les auteurs suivants:

Galien. De usu partium, lib. X, cap. iv.

Vop. Fort Plemp. Ophthalmographia, sive tractatio de oculi fabrica, actione et usu, præter vulgatas hactenus philosophorum ac medicorum opiniones. Amsterdam, 1632, in-4o.

Pourfour du Petit. Mémoire sur plusieurs découvertes faites dans les yeux de l'homme, des animaux à quatre pieds et des poissons. (*Mémoires de l'Académie royale des sciences,* 1726, p. 69.)

nifeste sur l'iris, dont on observe, comme on sait, le resserrement dans les névralgies faciales.

Par cet exposé, nous voyons immédiatement les nombreuses ressources qui dérivent de cette étude. L'immense majorité des

---

POURFOUR DU PETIT. Mémoire dans lequel il est démontré que les nerfs intercostaux fournissent des rameaux qui portent des esprits dans les yeux. (*Mémoires de l'Académie des sciences de Paris*, 1727.)

FABRICE D'ACQUAPENDENTE. Opera omnia. De oculo. Leyde, 1738. Particulièrement t. III, VI, p. 230.

MERY. (Fabrice d'Acquapendente, *Mémoires de l'Académie des sciences*, 1704, p. 261.)

PETIT. Histoire de l'Académie des sciences de Paris, 1727. (Expériences faites à Namur en 1712.)

DEMOURS. Mémoires des savants étrangers, 1741, t. II, p. 587.

MOLINELLI. Commentar. Instit. Bonon., 1755, t. III. — De ligatis sectisque octavi paris, etc.

J.-D. SANTORINI. De oculo. (*Observations anatomiques*. Venise, 1724, p. 79.)

J.-D. ZINN. Commentatio de differentia fabricæ oculi humani et brutorum. (*Comm. Société royale*. Gottingue, 1754, t. IV, p. 191.)

W. POTERFIELD. A treatise of the eye, the manner and phœnomena of vision. Edimbourg, 1759, in-8°, 2 vol.

J.-F. BLUMENBACH. De oculis lencœthiopum et iridis motu commentatio. Gottingue, 1786, in-4°.

J.-Fr. NICKELS. Dissertat. sistens iridis anatomiam et pathologicam et morborum hinc oriundorum therapiam. Iéna, 1800, in-8°.

J.-P. MAUNOIR. Mémoire sur l'organisation de l'iris et l'opération de la pupille artificielle. Genève et Paris, 1812 et 1825, in-8°.

R.-B. SABATIER. Rapport sur un mémoire de Maunoir sur l'organisation de l'iris. (*Mémoires de l'Institut national*, t. II, p. 114.)

Jos.-Jul. GASPARY. Descriptio iridis anatomica et physiologica. Dissertatio. Berlin, 1820, in-8°.

E.-H. HERSBERG. Disquisitiones quædam anatomico-physiologicæ circa iridem. Berlin, 1820, in-8°.

PORTAL. Cours d'anatomie médicale. Paris, 1804, t. IV, p. 423.

HERBERT-MAYO. *Journal de physiologie expérimentale*, t. III, p. 348 et 349. — Anatomic. and physiological commentaries. Londres, 1823.

P. BERARD. Art. *Œil*, dict. de méd. en 30 vol., 2e édit., t. XXI, p. 337.

F. ARNOLD. Physiologie, t. I, p. 645.

VALENTIN. Repertorium, 1837, p. 380.

MAGENDIE. *Journal de physiologie expérimentale*, 1824, t. IV, p. 172 et 176.

médicaments exerce une action sur le système nerveux. Quand bien même nous les destinons à d'autres appareils, à d'autres tissus, nous savons qu'ils agissent d'abord sur les éléments nerveux. Nous pouvons, par l'examen pupillaire, reconnaître

---

DUPUY D'ALFORT. Observations et expériences sur l'enlèvement des ganglions gutturaux des nerfs trisplanchniques sur des chevaux. (*Journal de Corvisart et Leroux,* 1816, t. XXXVII, p. 340.)

KROHN. Muller's archiv., 1837, p. 380.

FODERA. *Journal de physiologie expérimentale,* t. III, p. 207.

LONGET. Anatomie et physiologie du système nerveux. Paris, 1842, t. II, p. 161 et 628.

MAYER DE BONN. Effets de la ligature de certains nerfs et vaisseaux du cou sur la nutrition de l'œil. (*Journal de Graef et Walter*, t. X, cahier 3.) — *Archives générales de médecine,* 1828, t. XVII, p. 583.)

J.-A. GIRALDÈS. Études anatomiques ou recherches sur l'organisation de l'œil, considéré chez l'homme et dans quelques animaux. Thèse. Paris, 1836.

Th. YOUNG. Of the mechanism of the eye. (*Philosoph. trans.,* t. CI, part. I, p. 23.)

J. MULLER. Physiologie du système nerveux. Paris, 1840, t. I, p. 307. (Traduction de JOURDAN.)

HALL. The Edimburgh Medical and surgical journal, juillet 1844. (*Archives générales de médecine,* 4e série, t. V, p. 493.)

BIFFI. Annali universali di medicina, 1845. (Galvanisation du bout supérieur du sympathique, préalablement divisé au cou.)

HENLE und PFEUFFER. Zeitschrift, bd., III, s. 129. (Expérience de Nuhn. La pupille ne se rétrécit plus sous l'influence de la lumière dès que la troisième paire est sectionnée.)

A. Von GRAEFE. Vermischte Notizen, Arch. f. Ophthalm., bd. II, a. 2.

CUSCO. Recherches sur différents points d'anatomie, de physiologie et de pathologie. Thèse de Paris, 1848.

Ch. ROUGET. Comptes-rendus de la Société de biologie, novembre 1855, et notice de ses travaux scientifiques.

LETHEBY. Ophthalm. Hosp. Reports, 1859-1860, t. II, p. 18-20.

BARREL DE PONTÈVES. Thèse de Paris, no 132, 1864, p. 69-74.

GRUENHAGEN. Zeitschrift. f. rat. Med., 1866-1867. (N'admet pas de fibres radiées dans l'iris.)

ROGOW. *ibid.*, bd. XXIX, h. 1, 1867. (Même opinion.)

BROWN-SÉQUARD. Mémoire couronné par l'Institut en 1847, et publié dans le *Journal de Physiologie,* 1859, t. II, p. 281 et 451. (Action directe de la lumière sur l'iris.)

en quel sens se produit cette action : est-elle excitante? est-elle dépressive? s'exerce-t-elle spécialement sur le système cérébral? s'exerce-t-elle plutôt sur le système du

---

Brown-Séquard. *Journal de Physiologie*. Paris, 1859, t. II, p. 452. (*Note*. Les mouvements de l'iris sont influencés par les phénomènes vasculaires.)

Van Biervliet. *Ann. de la Soc. méd. chirurg. de Bruges*, janvier 1860.

Ribes. *Mémoires de la Soc. méd. d'émulation*, t. VIII, p. 631.

Helmholtz. Optique physiologique. (Traduction française.)

Chauveau. *Journal de Physiologie* de Brown-Séquard, 1862, p. 378.

Budge et A. Waller. Comptes-rendus de l'Académie des sciences de Paris, séances du 6 et du 20 octobre 1851.

Cl. Bernard. *Journal de Physiologie* de Brown-Séquard, 1862, p. 410.

Salkowski. Zeitschrift f. rat. Med., 1867, p. 167. (Les nerfs dilatateurs de l'iris naîtraient chez le lapin avec les nerfs vaso-moteurs de l'oreille au-dessous de l'atlas.)

Hirschmann. Arch. de Dubois-Reymond, 1863, p. 309. (Section du trijumeau, constriction de la pupille.)

Œhl. Ann. d'ocul., 1864, t. LI, p. 53. (Même expérience.)

J. Béclard. Traité élémentaire de physiologie, 4e édition. Paris, 1862, p. 775, 947, 952, 1012.

Morel. Traité d'histologie humaine. Paris, 1864, p. 266.

Robin et Littré. Dictionnaire de médecine, 12e édition. Paris, 1865, art. *Pupille*, p. 1250.

Sappey. Traité d'anatomie descriptive, 2e édition, t. III, p. 263, 738 et suivantes. Paris, 1871.

Longet. Traité de physiologie, 3e édition, t. II, p. 929 et suivantes; t. III, p. 486 et suivantes, p. 555 et suivantes, p. 607 et suivantes, p. 636.

A. Richet. Traité pratique d'anatomie médico-chirurgicale, 4e édition. Paris, 1873, p. 116 et 117.

Cruveilhier. Anatomie descriptive, 4e édition. Paris, 1868, t. II, p. 637 et suivantes.

Kuss et Mathias Duval. Cours de physiologie. Paris, 2e édit., p. 507 et suivantes.

Vulpian. Note relative à l'influence de l'extirpation du ganglion cervical supérieur sur les mouvements de l'iris. (*Revue des sciences médicales* de G. Hayem, 1re année, 1873, t. I, p. 515.)

Abadie. Article *Iris*. (*Nouveau dictionnaire de médecine et de chirurgie pratique* de Jaccoud.)

Carville et Bochefontaine. Ablation du ganglion premier thoracique du grand sympathique chez le chien. (*Société de biologie*, juin 1874. — *Revue* de G. Hayem, 2e année, 1874, t. IV, p. 429.)

trisplanchnique? Ce sont là des problèmes de la plus haute importance; nous n'espérons point les résoudre, mais nous pouvons au moins discuter les diverses opinions émises. Nous ajouterons le résultat de nos observations à l'appui des théories physiologiques si justement en faveur près de tous ceux qui comprennent que l'empirisme doit aujourd'hui faire place à une pratique raisonnée et rationnelle.

Nous insisterons particulièrement, dans le cours de notre travail, sur tous les points capables de démontrer cette loi, qui, pour nous, domine la thérapeutique: la loi de l'antagonisme à établir entre les symptômes morbides et les symptômes artificiels que nous produisons par les médicaments; cette loi, l'étude des modifications de la pupille, est très-propre à nous la démontrer. Elle nous prouvera que nous ne devons, dans l'examen d'un malade, négliger aucun signe; les moins remarqués peuvent avoir une extrême importance. La pupille est dans ce cas: à part quelques affections nerveuses, on songe généralement assez peu à son examen; il n'a qu'un but de curiosité, quelquefois aussi celui d'aider au diagnostic de la lésion. Nous pensons qu'il a un bien autre intérêt, un intérêt pratique. Il est capable de nous faire adopter telle médication de préférence à telle autre. Cherchons à le prouver et prenons un exemple: supposons un sujet atteint de délire; croyons-nous qu'il soit bon de traiter tous les cas de délire par l'opium? Pouvons-nous espérer calmer toujours un malade par ce médicament pourtant si puissant? L'expérience nous montre que ce serait une étrange illusion. Dans le délire des états adynamiques, de la convalescence, dans celui qui se produit sous l'influence de l'anhémie, de la chlorose, de l'inanition, etc., en général, à part les cas de folie, dans les délires sans fièvre, l'opium peut être un excellent moyen; de même, dans le délire nerveux qui succède aux grands traumatismes, aux brûlures étendues, à l'érysipèle sans propagation aux méninges, etc. Mais, dans ce cas, comment voyons-nous habituellement la pupille? Elle est largement dilatée. D'un autre côté, que nous apprend l'expérimentation physiologique de l'opium? Cet agent diminue le calibre pupillaire; plus les doses en sont fortes, plus la pupille se rétrécit; elle peut même perdre, momentanément, il est vrai, la faculté de se dilater dans un lieu obscur.

Au contraire, quand il existe un délire violent, celui de la méningite au début par exemple, celui de la paralysie générale, de la congestion cérébrale, etc., en un mot, des délires accompagnés de fièvre et causés par des lésions encéphaliques inflammatoires, l'opium, loin de calmer le malade, aggravera son état.

Corrigan (de Dublin) avait compris la raison de ce fait, et un jour, soignant avec Graves (1) un malade atteint de typhus fever avec phénomènes cérébraux et contraction très-marquée de la pupille, il pensa qu'on se trouverait bien dans ce cas des médicaments mydriatiques.

Par malheur, maintenant encore, souvent le médecin, confiant dans son traitement, attribuera la persistance des accidents à une dose trop faible d'opium; il la renouvellera, la doublera peut-être et exaspérera encore les symptômes. Il aurait évité ces fautes et leurs conséquences par l'examen de la pupille. Il l'aurait vu rétrécie, quelquefois punctiforme; il aurait compris que l'opium, agissant dans le même sens, ne pourrait qu'ajou-

(1) Graves appliqua la même idée à d'autres malades atteints de fièvre avec délire et contraction de la pupille; il remarqua que dans ces cas on se trouvait beaucoup mieux de la belladone que de l'opium; il en conclut que dans la fièvre avec délire, l'état de la pupille indique le médicament qui convient le mieux. (Graves, Dublin, *Journal of Med. sc.*, juillet 1838.)

ter ses effets à ceux de la maladie, et il se fût adressé à des agents d'un ordre diamétralement opposé, dont l'action sur la pupille, et, par conséquent, sur le système nerveux, est contraire, froid, saignée, digitale, sulfate de quinine (1), etc., etc., et il eût vu, à mesure que les bons effets de la médication se manifestaient par un calme relatif, il eût vu diminuer et céder la contraction pupillaire.

Nous ne prétendons pas soutenir que l'examen de la pupille doive être le seul signe, la seule règle de notre pratique thérapeutique ; nous voulons seulement montrer que c'est un signe d'une grande utilité, qu'il ne devrait jamais être négligé, surtout dans le traitement des affections cérébrales. On a dit que la langue était le miroir de l'estomac; nous dirons avec M. le professeur Gubler que l'œil est le miroir du cerveau.

Ainsi, nous l'admettons maintenant, la connaissance de l'action exercée sur la pupille par un agent thérapeutique peut nous servir de guide et nous aider dans le choix à faire de cet agent pour telle affection. Bien plus, cette action sur la pupille peut servir à doser la quantité du médicament qui doit être administrée; elle nous indique où s'arrête la tolérance; elle peut nous signifier qu'il est prudent de s'abstenir, que l'intoxication commence. Ce fait est depuis longtemps connu : tout praticien qui administre de la belladone, même en applications externes, a le soin de regarder les pupilles de son malade; s'il les voit entièrement dilatées, si le limbe de l'iris a presque entièrement disparu, si la contraction ne se produit plus sous l'influence de la lumière, il suspend, par prudence, l'usage du médicament. Ce qui est si bien passé dans la pratique comme moyen de surveil-

(1) Les médecins anglais surtout ont, dans ces derniers temps, préconisé contre les délires violents avec congestion encéphalique des doses fortes, massives, de digitale et de sulfate de quinine.

ler l'emploi des préparations de belladone peut être d'une égale utilité pour le dosage d'autres substances. Tout dernièrement, un travail sérieux et fort probant (1) de M. le docteur Vibert (du Puy) est venu mettre ce fait en lumière pour les injections hypodermiques de morphine. Ces injections, dont l'usage est si heureusement répandu, rendent des services journaliers, mais elles ne sont pas exemptes de phénomènes d'intolérance, et on les a vues même causer des accidents redoutables. Tous les sujets sont loin de supporter également la morphine : tel en absorbe sans inconvénients des doses considérables ; tel autre, plus susceptible, n'en peut prendre que des doses très-minimes. La capacité individuelle pour cet agent est extrêmement variable, et, avant l'éclosion des accidents toxiques, rien n'indique dans quel sens elle se trouve dirigée. Les observations du docteur Vibert tendent à combler cette lacune. Nous nous étendrons sur son travail quand nous parlerons de l'opium et des alcaloïdes qu'il renferme ; disons seulement ici qu'à l'aide de l'examen pupillaire il est arrivé à tracer des règles pour doser, suivant la capacité de chaque sujet, les quantités de morphine qu'il doit lui injecter sous la peau pour produire le calme désiré sans avoir à redouter d'accidents.

Ce qui est prouvé pour la belladone, ce qui semble l'être pour l'opium, ne pourra-t-on l'obtenir pour d'autres agents ? Nous croyons qu'il est possible d'y arriver ; tout au moins nous sera-t-il permis d'attirer l'attention sur ce sujet.

L'antagonisme thérapeutique, étudié au point de vue des contre-poisons, nous fournit une troisième preuve de l'importance qui s'attache à l'examen des modifications pupillaires.

---

(1) Vibert (du Puy). Étude pratique sur les injections sous-cutanées de morphine. (*Journal de thérapeutique*, nos des 25 février, 25 mars, 25 juin et 10 juillet 1875.)

On sait que, depuis longtemps, les médecins avaient pensé à opposer, pour en neutraliser les effets, l'atropine à l'opium (1). Depuis la découverte de l'ésérine, ce médicament a été indiqué dans les intoxications par l'atropine; les résultats ont paru favorables. L'éserine a, de même, été proposée et utilisée avec succès comme antagoniste de la daturine, de l'hyosciamine, de la nicotine, etc. Évidemment, c'est l'action inverse de ces agents sur la pupille qui a donné la pensée d'opposer leurs effets en les faisant servir d'antidotes dynamiques les uns aux autres. On a conclu du simple au composé, et l'on s'est dit : « Puisque l'action sur la pupille est différente, il semble probable que l'action sur le reste de l'organisme le sera également, car la modification pupillaire n'est que la manifestation d'un état général du système nerveux produit par la substance absorbée. » Nous pourrions multiplier les exemples, mais nous sentons ici la nécessité d'une prudente réserve. Ce sujet de l'antagonisme thérapeutique, en effet, est encore peu connu; bien des expériences ont donné des résultats contradictoires; cependant, nous le répétons, l'examen de la pupille a déjà contribué à élargir cette question, et l'avenir ne pourra que nous montrer des résultats favorables.

Nous bornons ici les considérations que nous avons cru utile de présenter dans l'intérêt de notre travail (2); nous avons

---

(1) Nous trouvons dans Petro Perra et Mathia de Lobel que déjà, en 1570, certains colporteurs italiens avaient acquis une grande renommée en employant la belladone pour étancher la soif, et en administrant l'opium pour remédier aux effets toxiques qu'elle déterminait. (*Stirpium adversaria nova*, authoribus Petro PERRA et Mathia de LOBEL. Londinii, 1570, et *The American Journal of the medical sciences*, 1862, vol. XLIV, p. 399.)

(2) A consulter :

RAIGE-DELORME. Art. *Médecine* du dictionnaire en 30 vol.

GUERSANT. Art. *Thérapeutique* du dictionnaire en 30 vol.

voulu montrer qu'il n'était point purement spéculatif, mais pouvait avoir un but tout autre que celui de la curiosité et de la constatation banale d'un fait dénué d'utilité pratique. Nous avons en même temps essayé d'indiquer les bases de science et de doctrine sur lesquelles nous nous appuyons.

TRANNOY. Les affections sympathiques de l'œil peuvent-elles servir au pronostic dans les maladies aigues? Thèse de Paris, an X, nº 42.

SAVATIER. Moyen de déterminer le mode d'action des médicaments. Thèse de Paris, 1824, nº 51.

COMBETTE. Appréciation des effets thérapeutiques. Thèse d'agrégation. Paris, 1839.

SANDRAS. De l'influence des principales doctrines médicales sur la thérapeutique. Thèse de concours pour le professorat. Paris, 1839.

GUÉRARD. Inductions que la thérapeutique tire de l'action physiologique des médicaments. Thèse d'agrégation. Paris, 1839.

BECQUEREL. De l'empirisme. Thèse d'agrégation. Paris, 1844.

MELCHIOR (de Copenhague). Étude sur la mydriase et la dilatation de la pupille en général. (*Ann. d'oculistique*, 1844, t. XII.)

TROUSSEAU et PIDOUX. Traité de thérapeutique et de matière médicale, Introduction.

CAZIN. Traité des plantes médicinales indigènes, 1855.

ANDERSON. *Edimburgh medical an surg. journal*, t. XVIII, p. 377.

Benjamin BELL. *The Edimburgh medical journal*, t. IV, 1859.

L. GOSSELIN. Mydriase binoculaire spontanée. (*Bulletin academ. de médecine*, t. XLIV, 18 septembre 1860.)

FALIU. Antagonisme des médicaments. Thèse de Paris, 1860, nº 214.

Constantin PAUL. De l'antagonisme en pathologie et en thérapeutique. Thèse d'agrégation, 1866, p. 64 et suivantes.

HIRTZ. Quelques propositions sur la méthode thérapeutique en général. (*Bulletin de thérapeutique*, t. XXIV.)

LÉTENDART. De la mydriase. Thèse de Paris, 1868.

QUILLARD. La pupille dans les maladies. Thèse de Paris, nº 169, 1868.

MEURIOT. De la méthode physiologique en thérapeutique et de ses applications à la belladone. Thèse de Paris, 1868.

AMIARD-FORTINIÈRES. Étude sur l'antagonisme de diverses substances toxiques et médicamenteuses. Thèse de Paris, 1872.

A. GUBLER. Commentaires thérapeutiques du Codex medicamentarius, Préface. Paris, 1874, 2e édition.

— Introduction du journal de thérapeutique, janvier 1874.

Reste maintenant à exposer notre plan. Il est des plus simples, puisque, nous l'avons dit, c'est au traité de thérapeutique de MM. Trousseau et Pidoux que nous empruntons une classification. Nous la suivrons en nous attachant aux principales substances de chaque groupe; nous chercherons à en montrer les relations et à interpréter leurs effets sur la pupille au point de vue de leur action physiologique et de leurs indications cliniques.

Il est superflu de dire que nous passerons sous silence les médicaments qui ne produisent aucun trouble pupillaire; en outre, nous serons forcé d'en citer brièvement un certain nombre d'autres qui exercent une action ou peu intense ou mal déterminée.

DEBOVE. L'action physiologique des médicaments peut-elle devenir la règle de leur emploi thérapeutique? Thèse d'agrégation. Paris, 1875.

H. LIOUVILLE. De l'abus en thérapeutique. Thèse d'agrégation. Paris, 1875.

FONSSAGRIVES. Principes de thérapeutique générale. Paris, 1875.

A. GUBLER. Du rôle de la thérapeutique selon la science. (*Journal de thérapeutique*, 2e année, nos 1, 3, 5, 6, 7, 19, 22.)

PUPILLOMÈTRES

La mensuration exacte du diamètre pupillaire est une question qui nous a longtemps occupé. Certes, dans la plupart des cas, l'œil du médecin suffit à cette appréciation. Cependant, pour les expériences dont nous désirions tirer des résultats précis, il était bon de pouvoir, à l'aide d'un instrument, mesurer exactement la pupille et constater le plus parfaitement possible les différences de son diamètre, suivant les doses du médicament ingéré et suivant les périodes de son action.

Peu d'appareils ont été fabriqués dans ce but. Un certain nombre d'auteurs en ont reconnu l'utilité, mais se sont arrêtés devant les difficultés de construction.

Follin (1) conseille un disque de verre gradué qui, appliqué devant la cornée, laisse voir et mesurer la pupille par transparence. Aidé par la lecture de ce passage, mon ami, M. Robert Halma Grand, fit construire un instrument sur ces données, et ajouta, entre autres détails de construction, une loupe servant à reconnaître plus facilement les divisions gravées sur le verre. Certes, les causes d'erreur ne manquent pas : il est évident que l'approche d'un objet a une influence sur la pupille ; en outre, il n'y a pas de point de repère, pour ainsi dire ; le pupillomètre n'est pas toujours placé à distance égale de la cornée. Cependant, tel qu'il est, cet instrument nous a rendu de véritables services pour nos premières expériences.

(1) Follin et S. Duplaix. Traité de pathologie externe, t. IV, p. 206.

Nous fîmes aussi construire un autre appareil dont l'idée première est due au docteur Fick (de Zurich). Ici, le principe est tout différent : c'est l'individu en observation qui mesure lui-même les dimensions de sa pupille. Ce pupillomètre, tout subjectif, n'a donc que peu d'usages, puisqu'il est nécessaire que le sujet en expérience ait, non seulement toute sa connaissance, mais encore une certaine intelligence. Cependant le principe est ingénieux, et nous croyons intéressant de le décrire :

La plaque A, dans l'épaisseur de laquelle sont creusées deux fentes en forme d'angle, est appliquée sur l'œil. Une seconde

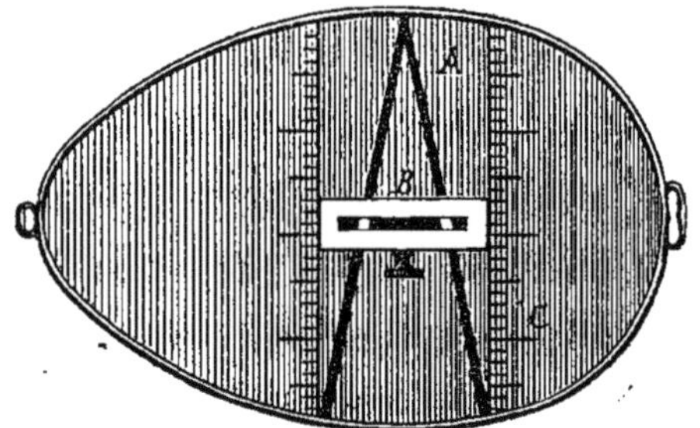

Fig. 1.

plaque plus petite B est superposée à la première, sur laquelle elle se meut de haut en bas. Cette plaque B est percée transversalement d'une fente qui, mobile par conséquent sur la fente angulaire, produit avec celle-ci deux trous d'autant plus rapprochés ou éloignés qu'elle s'approche elle-même davantage du sommet ou de la base de l'angle. Le sujet en expérience regarde par ces deux trous ; tant que les rayons visuels peuvent passer par les deux, c'est que sa pupille est plus large que leur écartement mesuré par l'échelle graduée C (1).

(1) M. Crétès, opticien à Paris, qui nous a construit cet instrument, nous l'a

Outre le défaut que nous avons signalé, cet instrument a le grand inconvénient de dilater la pupille par sa seule application, puisqu'il empêche l'accès des rayons lumineux. Cependant, on pourrait avec lui avoir des résultats relatifs; on peut le mettre sur l'œil un certain temps avant l'ingestion du médicament et le garder pendant toute la durée de son action. La dilatation s'est produite une fois pour toutes lors de l'application de l'instrument; les modifications qui surviennent ensuite peuvent être imputées à la substance médicamenteuse.

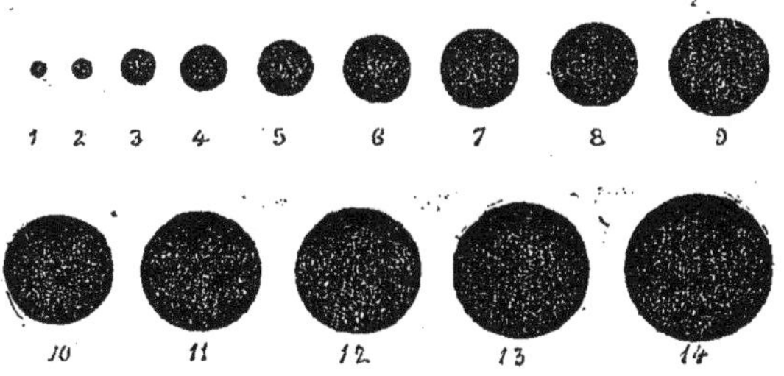

Fig. 2. — Échelle des pupilles.

La pupille de l'homme ne dépasse jamais 9 millimètres; celle du chat arrive facilement à 11; le chiffre 14 (limite extrême) est atteint, quoique rarement, par celle du chien.

Du reste, nous ne nous sommes servi du pupillomètre de Fick pour aucune de nos expériences.

Nous pourrions encore citer d'autres essais de mensuration pupillaire. Olbers avait conseillé de mesurer directement avec

---

modifié en rendant la fente angulaire mobile sur la fente transversale. M. Crétès, sans connaître le pupillomètre de Fick, avait eu l'idée d'en construire un à peu près sur le même principe; mais, au lieu d'une fente angulaire, il se servait d'une plaque fendue en spirale plane. L'écartement des trous est d'autant plus considérable, que la portion excentrique de la spirale rencontre la fente transversale, et plus étroit, suivant, au contraire, que cette fente rencontre la portion centrale.

un compas l'image de la pupille réfléchie sur un miroir plan placé devant l'œil observé.

Un autre moyen, au moins aussi exact, et certainement plus rapide, consiste simplement à placer près de l'œil une petite feuille de papier blanc sur laquelle des cercles noirs de diamètres connus et graduellement croissants servent de point de comparaison pour apprécier la grandeur pupillaire (fig. 2).

En 1868, Robert Houdin présenta au congrès ophthalmologique un pupillomètre fort ingénieux.

Galezoswki et d'autres oculistes ont également imaginé pour le même but plusieurs instruments de construction diverse; nous ne nous attacherons point à les décrire (1).

Aucun de ces appareils ou de ces procédés ne peut donner les résultats que, de notre avis, procurera à la science le nouvel instrument de M. le docteur Landolt.

Voici sa description.

Pupillomètre du docteur E. Landolt.

Jusqu'à présent, nous venons de le voir, la plupart des appareils proposés et mis en usage pour mesurer le diamètre de la pupille s'appliquaient sur l'œil du sujet observé.

Rappelons les inconvénients de cette méthode; ils sont au nombre de trois principaux :

1° La parallaxe, c'est-à-dire le déplacement apparent que subissent des points placés dans des plans différents quand l'observateur lui-même se déplace. Ici, elle résulte surtout de l'impossibilité où l'on est d'appliquer un moyen de mensura-

---

(1) Dans une thèse sur l'action de l'atropine, M. le docteur Dubujadoux proposa un nouveau moyen de mensuration du diamètre pupillaire, modification de l'appareil Galezoswki. (Thèse de Paris, 1873.)

tion sur la pupille elle-même, qui reste toujours écartée de

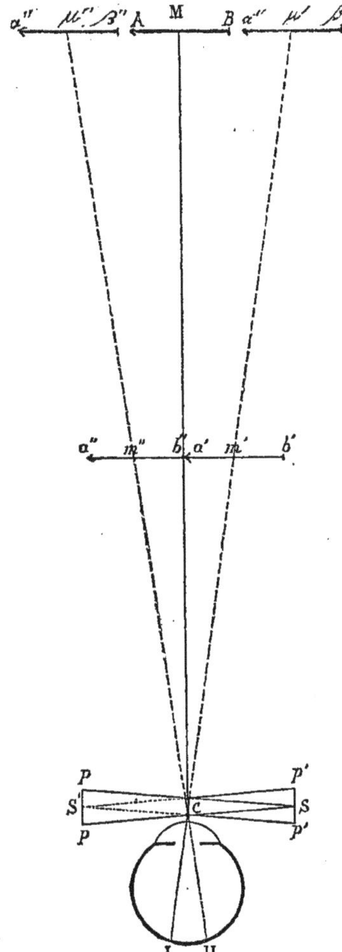

Fig. 3. — Pupillomètre (Landolt), figure théorique.

l'instrument, au moins par la profondeur de la chambre antérieure.

2° L'extrême sensibilité de la pupille aux moindres différences d'éclairage; aucun instrument, les mains elles-mêmes ne peuvent être, à cause de l'ombre projetée, impunément appliquées sur l'œil.

3° Les mouvements oculaires qu'on ne saurait jamais éviter complètement, surtout si l'on expérimente sur des animaux. Ils produisent, quand on vise le point correspondant à une extrémité du diamètre de la pupille, de l'incertitude sur la position du point opposé; on n'est plus sûr qu'il corresponde encore au zéro de la graduation.

Le pupillomètre que nous entreprenons de décrire supprime ces trois sources d'erreurs; voici quel est son principe:

On coupe en deux, suivant une perpendiculaire à son sommet, un verre prismatique, et l'on superpose les deux moitiés en sens contraire par leur surface de section, de telle façon que la base PP du prisme supérieur PPS corresponde au sommet S' du prisme inférieur P' P' S'.

En fermant un œil, et en approchant de l'autre cette combinaison de prismes, en ayant soin de faire mesurer par la ligne d'intersection qui les sépare l'équateur de sa propre pupille, l'observateur reçoit, pour chaque objet qu'il examine, la perception de deux images (fig. 3).

En effet, le prisme P P S dévie les rayons venus de l'objet A B dans la direction CI; l'autre prisme P' P' S' les dévie suivant la direction C I I.

L'observateur voit donc, à la place de l'objet A B, deux images α' β' et α'' β''.

La distance entre ces doubles images dépend, à la fois, de l'indice de réfraction et de l'angle des prismes, ainsi que de leur distance à l'objet. Ces deux images s'éloignent l'une de l'autre quand la distance augmente entre la combinaison des prismes et l'objet observé; elles se rapprochent quand cette distance diminue.

Fig. 4. — Pupillomètre du Dr E. Landolt

Pour les mêmes prismes, ce rapport reste constant (1).

Arrivées à une certaine distance, les deux images se toucheront par leurs bords opposés ; ce point est indiqué dans la figure. L'extrémité *a'* de l'image *a'b'* touche l'extrémité *b''* de l'image *a'' b''*.

Dans cette position, le dédoublement produit par les prismes correspond au diamètre de l'objet.

En effet, dans ces positions, les points *a'* et *b''* des deux images occupent le point central qu'occupait le point M de l'objet AB, et pour les amener dans cette position, il fallait que l'image *a' b'* se déplaçât de sa moitié à gauche, l'autre image *a'' b''* de sa moitié à droite, et puisque *m''b''* et *a'm'* sont les moitiés des images *m''m'* (les deux moitiés), elles sont égales au diamètre de l'objet.

Les deux prismes, enchatonnés dans un cadre métallique, sont mobiles sur une règle de cuivre graduée qui se termine à l'une de ses extrémités par un trépied (fig. 4) dont chaque branche, garantie par un coussinet, sert à faire reposer l'instrument sur la tête de l'individu en expérience.

Chacune de ces branches est mobile à l'aide de vis. Elles s'allongent et se raccourcissent isolément, à volonté, de telle façon qu'elles peuvent s'appliquer exactement sur le pourtour de l'arcade orbitaire.

La graduation de la tige indique en millimètres et fractions de millimètres le dédoublement produit à tel point de la gra-

---

(1) Pour déterminer mathématiquement la distance $\mu'' \mu'$ entre les doubles images, partageons-la entre ses deux moitiés $M\mu'$ et $M\mu''$.

$$\frac{M\mu'}{MC} \text{ est la tangente de l'angle } MC\mu'.$$

$$\text{Donc } M\mu' = MC \times \text{tg } MC\mu'$$

$$\text{Et } \mu' \mu'' = 2MC \times \text{tg } MC\mu'$$

Or $MC\mu'$ est l'angle de déviation de l'un des prismes.

duation par les prismes. Le point zéro de la graduation se trouve à l'extrémité objective de l'appareil; il doit correspondre exactement au plan pupillaire. On arrive aisément à déterminer cette position avec un peu d'habitude, ou à l'aide d'une aiguille non indiquée dans la figure.

Quant à la graduation de la règle, on pourrait la calculer à l'aide de la formule que nous avons donnée (note). Mieux vaut la déterminer empiriquement par le dédoublement d'objets à dimensions connues.

On place à la distance du point zéro une règle graduée en millimètres et demi-millimètres; on l'observe à travers les prismes, et on marque sur la tige de l'instrument les points correspondant à la tangence des divisions dédoublées. Les points intermédiaires peuvent être calculés par interpolation.

Pour la pupille, cette tangence des images est très-facile à reconnaître; une teinte plus foncée révèle immédiatement leur superposition.

Ce pupillomètre, on le voit, évite les causes d'erreur que nous avons mentionnées comme inhérentes à l'emploi des autres appareils de même ordre jusqu'ici connus. En effet, nous évitons avec lui les erreurs provenant de la parallaxe; nous n'ombrageons pas l'œil, puisque nous mesurons à distance; les mouvements oculaires eux-mêmes ne sont plus une gêne, puisque nous mesurons la pupille, pour ainsi dire, avec elle-même; les doubles images suivent naturellement les mouvements du globe oculaire.

Ajoutons que l'appareil de M. Landolt pourrait être utilisé de bien d'autres façons que pour la mensuration du diamètre pupillaire. On pourrait l'employer pour déterminer la dimension de tout objet dont on ne peut approcher, mais dont on connaît l'éloignement, ou bien, au contraire, pour déterminer une distance à l'aide d'un objet qui se trouve à cette distance et dont on connaît les dimensions.

Le docteur Nicati s'en est servi pour mesurer d'une manière rigoureuse les dimensions comparatives des deux nerfs optiques.

Disons maintenant quels sont les cas qui favorisent l'emploi du pupillomètre, quels sont ceux qui en rendent l'usage plus difficile. La pupille se détache nettement et se mesure sans qu'il y ait d'hésitation possible dans les yeux dont l'iris, faiblement pigmenté, a une teinte bleue ou verte ; au contraire, l'exactitude est moins rigoureuse sur ces yeux très-foncés qui laissent la pupille se confondre avec le cercle interne de l'iris, quelquefois presque noir ; la distinction est alors surtout difficile quand la pupille est très-étroite.

Quant à la différence offerte par les expériences sur les animaux, nous ne nous arrêterons point aux formes variées de la pupille suivant les espèces ; il nous suffira de dire quelques mots plus intéressants sur sa mobilité. Elle est extrême chez le chat et chez le chien, encore plus chez ce dernier, ou, du moins, distinguons : chez le chat, elle est extrêmement sensible aux influences lumineuses ; chez le chien, les impressions nerveuses sont surtout des causes principales de modifications pupillaires subites, de véritables tressaillements de l'iris. La moindre frayeur, la plus petite douleur suffisent à produire de la mydriase ; mais cette extrême impressionnabilité n'en a que mieux fait ressortir à nos yeux les résultats de plusieurs de nos expériences, pendant lesquelles la pupille restait immobile, comme tétanisée dans un sens ou dans un autre. Du reste, la perte ou la diminution de la contractilité iridienne est, parmi les diverses modifications pupillaires, une des plus importantes à constater et la plus favorable à des mesurations exactes.

CHAPITRE I

MÉDICAMENTS RECONSTITUANTS

Les médicaments reconstituants ont un mode d'action graduel et lent; certains d'entre eux sont plutôt des aliments facilement assimilables et renfermant sous un petit volume une quantité variable, mais abondante, de matériaux nutritifs. On comprend que ceux-là n'exercent aucune action sur la pupille. Il est certain qu'un homme en état de santé pourra prendre des quantités plus ou moins considérables de pepsine, de viande crue ou d'huile de foie de morue (1) sans que sa pupille présente aucune modification imputable à l'agent absorbé. Cependant, il n'en est pas absolument de même chez un malade. En effet, les médicaments de la classe que nous étudions s'adressent à des sujets affaiblis et atteints de ces diverses affections qu'on peut ranger sous trois titres principaux : asthénie, anervie et anhémie (anhémie proprement dite ou chlorose). Dans ces diverses maladies, un des symptômes à

(1) L'huile de foie de morue est rangée par MM. Trousseau et Pidoux dans la classe des médicaments altérants. Il est certain qu'il y a dans ses effets une action altérante, puisqu'elle rend autre une économie malade ; mais, en réalité, elle est surtout un agent reconstituant, un véritable aliment réparateur, histogénétique, suivant l'heureuse expression de M. Gubler.

peu près constant est la dilatation persistante de la pupille. Cette dilatation, souvent très-prononcée, s'accompagne parfois d'une sorte de paralysie ou, au moins, de paresse de l'iris, qui semble devenu inapte à se contracter sous l'influence de la lumière. C'est certain, et nous l'avons souvent remarqué, à mesure qu'un traitement bien dirigé, hygiénique ou pharmaceutique, améliore l'état du malade, on voit céder la dilatation pupillaire; l'iris devient plus contractile, et la vue, fréquemment affaiblie, reprend sa puissance. En effet, à quoi tient dans ces sortes d'affections cette dilatation de l'iris ? Il nous semble qu'elle peut être imputée à deux causes prédominantes. La première serait l'existence de cet état général de faiblesse qui, empêchant les organes excités de réagir convenablement, supprime les réflexes, conséquence de la réaction. La rétine est devenue moins impressionnable à l'action des rayons lumineux ; elle transmet au cerveau une impression moins vive ; celui-ci réagit moins énergiquement que dans l'état normal, et la pupille conserve les dimensions qu'elle avait avant l'action de la lumière. Une seconde raison pourrait être fournie par cette considération, à savoir que, dans un état général d'atonie du système musculaire, certains muscles semblent plus particulièrement affectés, ce qui tient à une différence dans leur puissance normale. La paralysie des extenseurs de l'intoxication saturnine nous en est un exemple frappant. Quelque chose d'analogue ne peut-il se passer pour l'iris, et la parésie du sphincter l'emporter sur celle des fibres radiées ?

Quoi qu'il en soit, l'action satisfaisante des agents reconstituants sur la pupille anormalement dilatée est manifeste. L'observation souvent citée de M. Blaud (de Beaucaire) (1) nous servira

---

(1) Bulletin de thérapeutique, t. XVII, novembre 1839.

d'exemple ; c'est l'histoire d'une chlorotique qui avait depuis un an une amaurose avec dilatation persistante de la pupille ; peut-être cette dernière était-elle la principale cause de l'affaiblissement visuel. On donna du fer, et la malade recouvra en même temps la santé et la vue.

Bretonneau a fait la même observation chez un homme devenu cachectique à la suite de fièvres intermittentes prolongées.

Les agents que l'on croirait de prime abord ne devoir exercer aucune modification de la pupille ont donc, nous le voyons, une action sur cet organe, mais une action indirecte. Nous en comprenons le peu d'importance ; aussi n'insisterons-nous pas. Nous croyons absolument superflu et puéril de traiter en particulier l'action de chacune de ces substances dites eupeptiques, telle que la diastase, la pepsine, la pancréatine, etc.

Cependant, même ici, nous osons dire que l'examen de la pupille pourra rendre des services ; le médecin appréciera par elle d'une manière prompte les bons effets obtenus par sa médication ; la dilatation vaincue, la contractilité normale reparue lui montreront l'utilité de son intervention et suppléeront, jusqu'à un certain point, l'examen difficile du sang et la numération des globules (1).

Généralement, on emploie concurremment, pour le traitement des affections de langueur dont nous parlons, une médication complexe ; c'est donc à l'ensemble des moyens employés que l'on doit attribuer les résultats acquis. C'est encore là une raison qui nous interdit de nous occuper de chaque agent en particulier ; cependant, les différentes préparations de fer ont,

---

(1) Les anciens avaient adopté cette manière de voir, et pour eux la pupille était un indice précieux de l'état des forces.

par elles-mêmes, une action si manifeste, particulièrement dans les cas de chlorose, que nous pourrons en dire quelques mots.

Fer.

Les diverses préparations solubles de fer ont pour premier phénomène, suivant l'ingestion, une action topique astringente, styptique. Mais il s'en faut que cette action soit la même pour toutes. Si les composés à acides organiques, tartrates, citrates, etc., l'exercent à un très-faible degré, d'autres, à acides minéraux, et particulièrement les chlorures et les sulfates, la possèdent à un haut degré et peuvent même devenir de véritables caustiques. Cette action astringente domine, et les composés de cette sorte seraient mieux rangés parmi les astringents que parmi les analeptiques. Le perchlorure de fer n'est même en aucune façon digne du nom de reconstituant; difficilement décomposable, il ne cède son métal ni au plasma ni aux hématies (Gubler). Donc, deux usages bien distincts des préparations martiales.

Action reconstituante.

Le fer, comme les autres reconstituants, n'agit que graduellement et à la longue pour restaurer un organisme. Cependant, comme nous l'avons dit plus haut, il peut, lentement aussi, modifier la pupille pathologiquement dilatée et lui rendre son irritabilité spéciale. Cette action, indirecte il est vrai, est indéniable.

OBSERVATION.

Marguerite Combet, âgée de vingt-un ans, irrégulièrement menstruée, était chlorotique depuis dix-huit mois, et depuis un an amaurotique, lorsqu'elle nous fut amenée, le 5 décembre 1838. Aux symptômes de la chlorose se joignit, dans le mois de novembre 1837, une céphalalgie vive au côté gauche du front, qui, peu après, fut suivie de la dilatation de la pupille du même côté, avec un obscurcissement de la vue, qui finit par une cécité complète. Bientôt la vision du côté droit commença à s'affaiblir, et la malade pouvait à peine se conduire lorsqu'elle fut soumise à notre observation. Les symptômes de la chlorose étaient évidents. La pupille de l'œil gauche était largement dilatée et ne se contractait pas à la lumière. Celle de l'œil droit, dilatée aussi, était encore un peu sensible à l'action de ce fluide. La vision était abolie à gauche, très-affaiblie à droite, et tout portait à croire que la cécité serait devenue complète si la maladie avait été abandonnée à elle-même. Le 5 novembre, pilules antichlorotiques (sulfate de protoxyde de fer). Le dixième jour, la chlorose s'était entièrement dissipée, et avec elle tous les symptômes amaurotiques. *Les pupilles n'étaient plus dilatées et avaient repris leur contractilité normale à la lumière.* La vision était pleinement rétablie (1).

Dans le cours d'un traitement par les martiaux, on peut observer deux sortes d'accidents.

Le premier se manifeste au début. Si l'on a employé des préparations solubles, à fortes doses elles déterminent du malaise, de l'anxiété précordiale, des nausées et même des vomissements, quelquefois avec diarrhée. Dans ces cas, si elle n'est pas portée, par le fait de la maladie existante, à ses dernières limites, la dilatation pupillaire augmentera, mais ici encore par un mécanisme indirect. C'est à l'état nauséeux et non au fer qu'il faut attribuer cette modification de la pupille qu'amènent toujours la nausée et le vomissement, par quelque moyen qu'ils soient provoqués. Nous reparlerons plus loin de ce fait à propos des médicaments évacuants (2).

Le second accident produit par l'usage du fer est l'excès

---

(1) Blaud (de Beaucaire). Bulletin de thérapeutique, t. XVII, 11e livraison, novembre 1839, p. 348.

(2) Page 59.

même de la stimulation favorable qu'il exerce sur les grandes fonctions. Cet excès se manifeste par un état fébrile, une véritable fièvre plus ou moins accentuée, que nous avons nous-même éprouvée il y a trois ou quatre ans, après un usage assez prolongé des pilules de Vallet (protocarbonate de fer). On observe une sorte d'irritation générale avec augmentation de la température et accélération du pouls, sécheresse de la peau, céphalalgie, inappétence. Nous croyons que, dans ces cas, le plus habituellement, il y aura une contraction de la pupille, contraction relative, bien entendu, et d'autant mieux marquée que la congestion céphalique sera plus intense. Nous n'avons pas eu, dans ces derniers temps, l'occasion d'observer d'accidents de cette sorte; nous le regrettons, car il nous eût semblé fort intéressant de voir si, dans ce cas, l'observation clinique était d'accord avec nos inductions rationnelles. Du reste, l'abus des martiaux ne passe plus aujourd'hui pour inoffensif; on sait le résultat déplorable qu'il peut avoir sur les sujets prédisposés à la tuberculose, et on veille afin d'empêcher, même sur un malade non suspect, l'éclosion de cette stimulation excessive. Cette prudence salutaire explique la disette d'observations de cette nature.

Action astringente.

C'est dans le sulfate et le perchlorure de fer que se prononce le plus la qualité astringente. Aussi ces agents sont-ils surtout employés pour l'usage externe. Le perchlorure donné à l'intérieur comme hémostatique peut servir aussi à stimuler un estomac atone; mais il faut redouter son action irritante et caustique.

Les effets astringents du perchlorure de fer et des autres astringents, comme nous le dirons plus tard, nous semblent dus essentiellement à une action topique et locale ; ils resserrent les tissus sur lesquels ils sont appliqués, et, passés dans la circulation, ils rétractent les vaisseaux sanguins par un même mécanisme de simple présence. C'est ainsi, ce nous semble, qu'ils peuvent être antiphlogistiques et antipyrétiques ; mais ils n'exercent aucune action sur le système nerveux, sur le grand sympathique, et la pupille n'a pas à ressentir leur action immédiate.

Cependant les vaisseaux de l'iris rétrécis et l'ischémie de cet organe devraient aider à sa dilatation. Mais on verra, en se reportant au chapitre des *Astringents*, que l'observation ne semble pas confirmer cette donnée théorique.

Dans ce rapide exposé de la médication reconstituante, nous n'avons rien dit du manganèse ni du cuivre. Leur usage est peu fréquent. On associe le plus souvent le manganèse au fer, et son mode d'action semble être identique.

Beaucoup d'autres agents pourraient également trouver ici leur place ; ainsi le phosphore reconstituant de la substance nerveuse, le quinquina, l'alcool, le café, la coca, etc., si heureusement utiles dans le traitement des anhémies ; mais, fidèles à la classification de MM. Trousseau et Pidoux, nous parlerons de ces médicaments puissants à mesure que nous les rencontrerons dans l'ordre qui leur a été assigné par le traité que nous nous sommes imposé de suivre.

CHAPITRE II

MÉDICAMENTS ASTRINGENTS

Dans l'étude de la médication tonique reconstituante, nous avons été conduit à parler de l'astringence. Nous avons montré cette dernière toujours constituée par un phénomène essentiellement local. Même quand elle est générale et diffusée, l'astriction est produite par l'action immédiate sur le tissu de l'agent astricteur appliqué directement sur lui ou lui parvenant après absorption, par l'entremise du liquide sanguin. Nous verrons plus tard combien diffère le resserrement des vaisseaux produit par l'alun ou le tannin de celui qui provient du sulfate de quinine. Il n'y a pas ici d'action primitive exercée sur le système nerveux ; aussi l'expérience est-elle en contradiction avec ce que nous indique au premier abord la théorie : les astringents contractent les vaisseaux, donc ils tonifient le sympathique, donc ils doivent dilater la pupille. Ce raisonnement pèche par la base : les astringents font contracter l'iris.

Tannin.

Nous avons choisi pour exemple le tannin ; appliqué localement, cet astringent a le même effet. C'est le type des agents végétaux de l'ordre qui nous occupe ; en outre, c'est un collyre usité dans plusieurs formes de conjonctivites. Son emploi fréquent le rend propre à de faciles observations. Faut-il attribuer cette action myosique à l'action directe du tannin sur la fibre musculaire, action de constriction, par conséquent de raccourcissement? Nous ne voudrions pas l'affirmer. En effet, dans ce cas, les fibres radiées se raccourciraient de même; il y aurait compensation, quoique cependant l'action du sphincter pourrait dominer. Nous pensons plutôt qu'il y a là un des effets de cette loi facilement observable : l'irritation de l'œil amène le myosis (1); or, le tannin et ses synergiques, par leur astringence même, sont irritants et plus ou moins caustiques.

Nous dirons la même chose des instillations d'alun dans l'œil, des collyres au sulfate de zinc, et de ceux moins usités au sulfate de cadmium et au sulfate de nickel.

Acide phénique.

L'acide phénique, cet astringent énergique prôné dernièrement comme antiseptique, à cause de sa causticité même, nous offre dans son histoire bon nombre d'empoisonnements. Dans la relation de plusieurs d'entre eux, on eut soin de noter l'état de l'iris, et M. le professeur Tardieu donne la contraction des pupilles comme un signe qui annonce la terminaison fatale dans les cas d'intoxication par l'acide phénique (2). De plus, de nombreuses observations confirment, avec son dire, notre propre opinion que nous formulons ainsi : les astringents, tant localement que par leur action diffusée, produisent le myosis.

Nous citons quelques cas :

---

(1) Velpeau. Article *Iris (Maladies de l')*, dictionnaire en 30 volumes, t. XVII, p. 133.

(2) Ambroise Tardieu. Étude médico-légale et clinique sur l'empoisonnement, 2e édit. Paris, 1875, p. 262.

OBSERVATION.

Le 11 janvier 1872, le docteur Harley fut mandé près de M. T. Horan, âgé de soixante-cinq ans, qui avait bu, il y avait à peu près un quart-d'heure, de l'acide phénique à la place d'un remède qui lui était destiné.... Le pouls ne pouvait être compté.... les extrémités étaient froides, *les pupilles contrdctées* et les yeux immobiles et dirigés en haut.... Le malade succomba cinq heures et demie environ après avoir avalé le poison (1).

Dans une autre observation de suicide par l'acide phénique qu'a publiée Harrisson (2), nous notons ces lignes : « La mort arrive au bout de quelques heures, précédée de perte de connaissance, de nausées, de respiration stercoreuse, de contraction de pupilles, d'intermittence du pouls... »

Nous ferons remarquer que dans les cas d'empoisonnement par l'acide phénique, le sang ne se coagule pas rapidement ; quelquefois on l'a trouvé encore fluide plusieurs jours après la mort. L'action astringente peut donc s'exercer, puisque l'arrêt du sang coagulé ne met pas obstacle, comme on pourrait croire, à la diffusion de l'acide.

OBSERVATION.

Les docteurs W. E. Jeffreys et John Hamworth sont appelés près d'un homme de soixante-cinq ans qui venait, pour se donner la mort, d'absorber une forte quantité d'acide phénique. Le sujet est dans une insensibilité complète.... le pouls entre 40 et 50.... *les pupilles contractées*.... La mort arrive environ cinquante minutes après l'ingestion du poison (3).

---

(1) A. TARDIEU. *Loc. cit.*, p. 269.
(2) HARRISSON. Lanacette, july 1868.
(3) A. TARDIEU. *Loc. cit.*, p. 271.

OBSERVATION.

A dix heures du matin, un homme avale, croyant boire du vin, une quantité indéterminée d'une solution d'acide phénique destinée à la désinfection des urinoirs publics ; nausées, sueurs froides, stupeur, perte de connaissance.... A cinq heures du soir, température au-dessous de la normale, coma.... *pupilles contractées*.... 48 inspirations, 120 pulsations. Mort à sept heures du soir (1).

OBSERVATION.

Une petite fille de sept ans, ayant ingéré de l'acide phénique, mourut au bout d'une heure un quart, dans l'insensibilité et le coma le plus absolu. Le pouls était imperceptible.... *les pupilles contractées*, les conjonctives insensibles.... la température très-abaissée. A l'autopsie, le sang est fluide ; le cerveau exhale une forte odeur d'acide phénique ; l'urine offre la même odeur (2).

Cette odeur de l'urine et du cerveau n'est-elle pas la preuve de l'action diffusée, après absorption, de la substance astringente?

Plomb.

Le plomb semble s'écarter des autres agents astringents. En effet, dans les cas d'intoxication saturnine, il est fréquent, sinon habituel, de voir la pupille plus ou moins largement, mais anormalement dilatée. Nous relevons cette particularité dans plusieurs observations que nous avons sous les yeux. Dans l'une, que nous devons à l'obligeance de M. Robert Halma-Grand, concernant un malade du service de M. le docteur Bernutz, âgé de

---

(1) Rendu. *Union médicale*, 3e série, t. XIII, p. 31.

(2) Russel, médecin de Birmingham Hospital (the Lancet, juin 1853).

quarante-neuf ans (salle Saint-Ferdinand, n° 24, entré le 8 avril 1875), il y avait une énorme mydriase, et le patient se plaignait d'un affaiblissement notable de la vue. Nous pourrions citer aussi le malade qui fit le sujet de notre épreuve clinique pour le cinquième examen. C'était un saturnin (service de M. le professeur Sée) ; il présentait un notable élargissement des pupilles que nous prîmes soin de signaler. Au chapitre des médicaments évacuants, nous relatons un cas de même ordre : un saturnin atteint de mydriase vit cette dernière céder après un purgatif énergique composé de séné et de sulfate de magnésie.

L'interprétation de ces faits nous montrera que le plomb, malgré cette apparente exception, ne s'écarte point de la règle que nous avons tracée. Comme astringent, il rétrécit la pupille. Les collyres à l'eau de Goulard ont cet effet. Mais il faut, dans l'action généralisée, faire la part à l'altération de tout l'organisme produite par le plomb à l'intérieur ; c'est elle qui, par ses funestes résultats, a dû faire renoncer aux usages internes des diverses préparations saturnines. Le sujet soumis à leur influence se débilite, et l'état d'anhémie, d'asthénie générale dans lequel il se trouve explique la paralysie de l'iris, favorisée en outre, trop fréquemment, par les accidents nerveux de l'intoxication. Ne peut-on aussi invoquer les sympathies qui unisssent le tube digestif à l'iris, sympathies indéniables, si évidentes chez les enfants, surtout dans les cas d'helminthiasis? Il serait extraordinaire que cette sympathie, constante dans les autres cas, disparût en présence de l'entéralgie saturnine.

CHAPITRE III

MÉDICAMENTS ALTÉRANTS

La médication altérante a des effets généraux si complexes et un mode d'action si obscur, que nous nous croyons en droit de supprimer toutes généralités à son sujet. Nous ne chercherons pas à interpréter ; nous citerons simplement, au sujet de la pupille, les faits, expériences et observations que nous avons pu réunir.

Mercure.

Absorbé pendant un certain temps, le mercure produit une cachexie bien connue (1), dont un des symptômes habituels est, comme dans les autres états cachectiques, une mydriase plus ou moins prononcée. Nous ne voulons pas nous exposer à une redite inutile : dans tous les cas de diminution, de résolution des forces, il y a mydriase; nous avons déjà insisté sur ce point, qui n'offre ici aucune particularité.

Mais dans les intoxications rapides les choses ne se passent pas de même. Du reste, il faut distinguer deux cas. Dans l'un,

(1) FONSSAGRIVES. Article *Mercure* du Dictionnaire encyclopédique des sciences médicales, de Dechambre.

celui que l'on observe le plus habituellement, l'hydrargyrisme est produit par l'usage de préparations mercurielles administrées dans un but thérapeutique; dans ces cas peu graves, manifestés seulement par de la stomatite, on n'observe pas toujours de phénomènes pupillaires. Cependant plusieurs fois nous avons cru remarquer de la mydriase; cela se comprend : la stomatite est la preuve que le mercure est bien absorbé ; il a eu le temps d'agir et d'amener un certain affaiblissement.

Il n'en est plus de même dans les empoisonnements aigus par le mercure, dans les suicides ou les homicides. Les symptômes inflammatoires dominent, et les pupilles sont contractées ; dans ces cas, du reste, les préparations employées sont le plus souvent éminemment irritantes.

OBSERVATION.

Le 10 février 1843, à dix heures du matin, S. W., âgé de trente-huit ans, bien constitué, introduit dans sa bouche 8 grammes de sublimé qu'il brise sous ses dents et avale, après quoi il boit une pinte d'eau.... Vomissements sanguinolents, température élevée.... anurie.... *pupilles extrêmement contractées*, délire, pouls petit, à peine perceptible.... Mort le quatrième jour, à trois heures du soir (1).

OBSERVATION.

Le 17 juin 1873, la nommée Somard, âgée de soixante-deux ans, avale vers six heures et demie du matin, dans un but de suicide, trois cuillerées à bouche d'une solution prescrite contre les *pediculi pubis*. Elle est amenée à l'infirmerie de l'hospice d'Ivry, salle Sainte-Geneviève, nº 29.

A dix heures et demie, face pâle, *pupilles contractées*.... soif intense, diarrhée sanguinolente..... pouls à 104, petit, irrégulier....

La malade était guérie au bout d'un mois environ (2).

---

(1) *Gazette médicale de Paris*, 1844.

(2) Auguste Ollivier. *Arch. de physiologie normale et pathologique*, t. V, p. 547, 1873.

Iode.

On s'est, jusqu'à présent, peu inquiété de l'action que l'iode ou ses composés peut exercer sur l'iris. D'après notre propre observation, nous n'avons vu se produire aucun effet appréciable quand l'iode était donné à doses simplement thérapeutiques.

Au contraire, quand se montrent des phénomènes d'iodisme caractérisés, comme l'on sait, outre l'excitation générale, par le coryza, la céphalalgie, le larmoiement, la conjonctivite (1), il y a, joints à ces phénomènes, du rétrécissement pupillaire très-prononcé.

Il en est de même dans ces cas que M. Lugol a caractérisés par le mot d'ivresse iodique.

Quant à cette véritable intoxication lente par l'iode dans laquelle, à l'amaigrissement, succède une sorte de marasme aigu (2), nous n'avons pas eu occasion de l'observer; mais nous pensons que, contrairement à ce que l'on voit dans les autres cachexies, nous aurions du myosis, et la raison en est que les phénomènes d'excitation dominent; à proprement parler, l'affaiblissement constitutionnel se produit sans dépression (3).

---

(1) Guersent et Blache. Art. *Iode* du dictionnaire de médecine en 30 volumes.

Fuster. Nouvelles considérations sur l'emploi de l'iode à hautes doses. (*Bulletin de thérapeutique*, t. XIII, 1837.)

Guibourt. Remarques sur l'administration et le danger de donner en nature de trop hautes doses d'iode. (*Revue médicale*, 1837.)

Auguste Barrallier (de Toulon). Art. *Iode* et *Iodoforme*, dict. de Jaccoud.

(2) Coindet. Deuxième mémoire. Bibliothèque universelle de Genève, t. XVI, p. 140.

Jahn. Arch. génér. de méd., t. XXIII, p. 543. (Extrait des *Archiv. für medicinische Erfahrung*. 1829, t. I, p. 342.)

(3) Alph. Devergie. Mémoire sur l'empoisonnement par l'hydriodate de potasse, etc. (*Arch. génér. de méd.*, t. X, p. 255.)

Arsenic.

Nous ne trouvons dans les différents auteurs de thérapeutique aucun renseignement sur l'état de l'iris sous l'influence des préparations arsenicales. Du reste, il nous semble probable qu'aux faibles doses de quelques milligrammes par jour, comme il est habituellement prescrit, l'arsenic ne peut avoir aucun effet sensible sur la pupille. Il ne doit pas en être de même quand cet agent est absorbé en quantité considérable. Dans les empoisonnements lents, produisant la cachexie, on a observé parfois des troubles de la vue. M. Biett a constaté plusieurs fois un trouble notable de cette fonction, suivant son expression, une espèce d'amaurose incomplète (1) ; cet état de l'organe visuel devait s'accompagner de mydriase. La cachexie arsenicale est trop analogue, par ses symptômes généraux et spécialement par la paralysie qu'elle détermine (2), avec la cachexie saturnine, pour ne pas produire fréquemment, comme cette dernière, une dilatation pupillaire plus ou moins prononcée, signe manifeste de l'état de résolution générale, d'atonie et de faiblesse du système musculaire (3).

Dans les empoisonnements véritablement aigus, quand la dose d'arsenic est suffisante pour tuer en quelques jours, c'est encore la dilatation pupillaire que l'on aura l'occasion d'observer. En effet, dans cette sorte d'intoxication, les symptômes d'irritation gastro-intestinale dominent la scène; les vomisse-

---

(1) Alph. Cazenave. Art. *Arsenic* du dict. en 30 vol., t. IV, p. 22.
Holm de Gefle. Observation d'intoxication chronique par l'arsenic. (*Deutsche klinik*, 1874, nos 31, 32.)

(2) A. Gubler. Commentaires thérapeutiques du Codex, p. 437.

(3) J. Loliot. Études physiologiques de l'arsenic. Thèse de Paris, 1868.

ments, la diarrhée concordent en vertu de la sympathie déjà signalée avec une mydriase accentuée.

Nous donnons le cas suivant comme exemple et non comme preuve : un fait aussi rationnel se prouve par lui-même.

OBSERVATION.

Le 22 mai, une petite fille agée de onze ans et demi avale après le repas un paquet d'arsenic. Aussitôt douleurs vives à l'épigastre.... vomissements persistants jusqu'au 30 mai, époque à laquelle la malade entre à la maison municipale de santé.

....Tête lourde, *voile devant les yeux*.... les vomissements persistent, quoique moins abondants. L'abattement fait des progrès. Hébétude de la face, *dilatation des pupilles*, soubresauts des tendons....

....La malade succomba le 6 juin (1).

Dans la plupart des nombreuses observations d'empoisonnements par l'arsenic que rapporte M. le professeur Tardieu (2), nous notons ce symptôme qu'on a pris soin de signaler : trouble de la vue, obscurcissement de la vue, etc... Nous pensons que ces troubles étaient dus en partie à la dilatation de la pupille; elle les accompagnait certainement. N'ayant pas à ce propos d'observations personnelles, nous n'en regrettons que davantage de ne pas trouver ce symptôme plus explicitement signalé.

Or.

L'or, si vanté au moyen âge par les alchimistes, semble avoir de nos jours retrouvé une certaine faveur dans la science.

---

(1) MAHIEUX. Bulletin de la Soc. anat., p. 179.

(2) A. TARDIEU. Études méd.-lég. sur l'empoisonnement, p. 408 et suiv.

Ses effets, surtout irritants, se manifestent par une stimulation générale (1).

Pour l'or, comme pour le platine (2), nous n'insisterons pas.

Argent.

Les sels d'argent, habituellement le nitrate, quelquefois le chlorure et l'albuminate, donnés à l'intérieur, ont des effets multiples.

L'action des préparations lunaires sur la muqueuse des premières voies est identique à celle qui s'exerce sur l'épiderme; c'est une action caustique, légèrement escharotique et irritante, amenant des gastralgies et des coliques. C'est principalement par l'intermédiaire de cette irritation, sympathiquement transmise, que se produisent, quand ils existent, les phénomènes pupillaires.

Malgré de nombreuses expériences (3), les effets spéciaux sur le système nerveux sont encore imparfaitement connus.

Les animaux auxquels on a injecté de l'azotate lunaire dans les veines ont péri asphyxiés par une hypersécrétion énorme de mucus bronchique. Ils ont présenté, comme dans tous les cas d'asphyxie, de la mydriase au moment de leur mort.

Si, au contraire, l'argent est ingéré dans l'estomac, par exemple comme purgatif, ainsi que le conseillait Boerhaave dans les hydropisies (4), la sympathie qui unit le tube digestif à

---

(1) NIEL. Recherches et observations sur les effets des préparations d'or. Paris, 1820.

(2) F. HOEFER. Effets physiques et thérapeutiques du platine. (*Gaz. med.*, 28 novembre 1840.)

(3) CHARCOT et BALL. Art. *Argent*, dans le Dict. encyclop. de Dechambre. ROUGET. Archives de physiologie, nº 4, 1873.

(4) BOERHAAVE. Libell. de Mat. med.

l'iris amène aussi de la dilatation pupillaire. Il en est de même dans les empoisonnements.

OBSERVATION.

EMPOISONNEMENT PAR LE NITRATE D'ARGENT.

Pupilles très-dilatées et insensibles à l'action de la lumière. De quart-d'heure en quart-d'heure, on administre un verre d'une solution de sel marin. Au bout d'une heure et demie, il y a de l'amélioration ; *les pupilles sont moins dilatées.* On continua l'eau salée pendant cinq heures, puis on la remplaça par des boissons émollientes. Le malade guérit (1).

Dans le cours de nos études, les quelques affections du système nerveux, ataxie principalement, que nous avons pu observer et voir traiter par le nitrate d'argent à doses thérapeutiques de quelques milligrammes, ne nous ont rien offert de saillant à signaler du côté de la pupille ; du reste, quant au bénéfice retiré par les malades de ce traitement, il a été loin d'être manifeste et surtout constant.

Potasse.

La potasse et les sels de potassium ont été expérimentés sur les animaux par M. Podcopaëv, et particulièrement par MM. Claude Bernard et Grandeau (2), et autrefois par le professeur J.-Chr.-God. Joërg, de Leipzig (3). Ce dernier s'était particulièrement occupé de l'azotate de potasse.

Par l'injection dans le sang, on produit chez les animaux des phénomènes toxiques suivis de mort.

(1) *Bulletin de thérapeutique*, , t. XVII, 2e livraison, 1839, p. 195 et 196.
(2) *Journal d'anatomie et de physiologie.*
(3) *Archives générales de médecine*, t. XXV, p. 338.

Généralement les observateurs qui notèrent les symptômes pupillaires ont constaté de la mydriase. Ce fait est en concordance avec les autres phénomènes de cette variété d'intoxication. Il y a en effet une dépression manifeste des forces, souvent une véritable paralysie des extrémités, et habituellement un arrêt du cœur. Rappelons-nous ici cette phrase de M. Abadie dans l'article *Iris* du dictionnaire de Jaccoud; nous avons pu maintes fois en constater la véracité : « Les affections du système nerveux accompagnées de dépression, de stupeur et de coma produisent la dilatation de la pupille. »

Absorbés par la muqueuse stomacale, les sels de potassium à hautes doses ont des effets analogues.

« A la dose de 80 grammes, le nitrate de potasse a pu causer la mort en produisant une double série de phénomènes, les uns symptomatiques d'une irritation vive des organes digestifs : coliques, vomissements et diarrhée; les autres exprimant des désordres nerveux : étourdissements, convulsions, tendance syncopale, dilatation pupillaire, insensibilité et paralysie du mouvement (1). »

Pour M. Gubler, à doses faibles, thérapeutiques, le nitrate de potasse combine aux effets des sels neutres ceux de la digitale. C'est par l'intermédiaire de la tension vasculaire augmentée que se produit l'excitation diurétique (2). Le nitrate de potasse est donc un agent vaso-moteur; rétrécissant les vaisseaux, il dilate la pupille; l'ordre physiologique est respecté (3).

---

(1) A. Gubler. Commentaires thérapeutiques du Codex, 2e édition, p. 494.

(2) A. Gubler. *Loc. cit.*, p. 495.

(3) Peut-être trouvera-t-on que nous aurions dû réserver pour le chapitre de la médication diurétique ces considérations sur l'azotate de potasse, qu'on a rarement eu l'idée d'employer comme altérant; si nous les avons présentées ici, c'est pour abréger d'autant l'étude des diurétiques, à laquelle les phénomènes pupillaires ne peuvent ajouter ni attrait ni utilité pratique.

Cependant, comme nous le constaterons bien des fois dans la suite de ce travail, il n'y a pas de règles sans exception, et nous avons sous les yeux une observation dans laquelle une femme de vingt-sept ans prend, à dessein, pour un penny de bioxalate de potasse. Au bout de trois minutes, elle étend les bras et tombe à terre tout à fait insensible. Les pupilles restèrent normales. On donna 42 grammes d'une mixture de chaux, puis on vida l'estomac par la pompe stomacale. Au bout de vingt heures, l'intelligence était revenue; la malade guérit (1).

Nous pourrions objecter, et le traitement employé le démontre, qu'ici l'action de l'acide oxalique l'emporta sur celle de la base.

Quant à la potasse en nature prise à l'intérieur, ses effets sont, à hautes doses, ceux des poisons corrosifs (2). Conseillée autrefois comme lithontriptique, elle est aujourd'hui abandonnée pour l'usage interne (3).

Soude.

La soude et les sels de sodium ont des propriétés chimiques, physiques et même thérapeutiques identiques à celles de la potasse et des sels de potassium. Cependant, pour ce qui est de la thérapeutique interne, les sels de sodium sont bien plus facilement supportés par l'organisme, et cela s'explique par leur présence normale dans nos humeurs (4).

---

(1) GUY's Hosp. Reports, 1873.

(2) A. TARDIEU. Étude médico-légale sur l'empoisonnement, p. 274.

(3) ORFILA. Art. *Potasse* du dictionnaire de médecine en 30 vol.

(4) Émile GAUCHERON. Étude physiologique sur la potasse et la soude. Thèse de l'école de pharmacie. Paris, 1874.

Les expériences sur les animaux, celles toutes récentes du docteur Blake (1), ne nous apprennent rien concernant notre sujet.

Cependant on peut observer, surtout chez les sujets soumis trop longtemps, par un traitement mal entendu, au sel de Vichy, une certaine action mydriatique. Il se produit chez eux une véritable cachexie ordinairement séreuse. Le symptôme mydriase est, dans ces cas, d'autant plus appréciable que, chez ces malades, le traitement alcalin avait fréquemment pour but de remédier à une pléthore exagérée; le plus souvent c'étaient des goutteux, des hémorrhoïdaires à congestions céphaliques habituelles, aux yeux rouges, injectés, aux pupilles généralement fort étroites. Ici les effets du médicament altérant sur la pupille sont donc bien antagonistes des symptômes morbides; les résultats sont excellents, mais à condition que l'équilibre ne soit pas dépassé.

(1) Blake. *Journ. of Anatom. and Phys.*, juin 1873, et *London med. Record*, février 1874.

CHAPITRE IV

MÉDICAMENTS IRRITANTS

Nous retrouvons parmi les irritants plusieurs des substances que nous venons d'étudier dans le précédent chapitre ; ainsi le mercure sous forme de nitrate acide, l'argent, l'arsenic, la potasse, la soude, dont nous ne reparlerons pas ; puis l'ammoniaque, cet autre alcali qui, altérant quand ses usages sont prolongés, irritant par action locale, est surtout dans la pratique usuelle un stimulant.

Nous trouvons ensuite les différents acides concentrés, sulfurique, nitrique, chlorhydrique, chromique, etc.

Ces substances ont plus d'intérêt en médecine légale qu'en thérapeutique. Nous n'avons pas l'intention de traiter chacune d'elles en particulier. Généralement, dans les observations de crimes ou de suicides par ces poisons corrosifs, quand on s'est occupé de l'état de la pupille, on l'a trouvée contractée (1).

---

(1) Observations de M. Desterne. Empoisonnement suicide par 80 gr. d'acide sulfurique. (*Bullet. de la Soc. anatom.*, 1848, t. XXIII, p. 223.)

Empoisonnement par l'acide fluorhydrique : Poisonning by hydrofluoric acid. (*King Lancet* the 8 february 1875.)

Autres observations dans les différents traités de médecine légale.

Cantharides.

Les cantharides et la cantharidine, leur principe actif, même employées prudemment pour des usages externes auxquels seuls elles conviennent, s'absorbent et produisent des effets généraux diffusés, souvent causes d'accidents qui ont, de tout temps, beaucoup préoccupé. Il est rare qu'un malade intelligent et capable de s'observer ne déclare pas, s'il est interrogé sur ce sujet, avoir ressenti après l'application d'un vésicatoire un peu étendu quelque cuisson du côté des organes génito-urinaires et une certaine difficulté de la miction. M. Gallippe assure qu'en même temps se produit toujours une certaine dilatation de la pupille, proportionnelle à l'étendue du vésicatoire (1). Pour vérifier ce fait, M. Gallippe a fait un certain nombre d'expériences. Il a appliqué à des chiens des vésicatoires d'une superficie de 50 centimètres carrés; il a constamment observé de la dilatation pupillaire quand la vésication se produit.

Ce fait a pour nous, malgré son insignifiance apparente, une grande importance. En effet, M. Gubler nous affirme que « tant que dure la violente phlegmasie déterminée par le contact de la poudre irritante, l'absorption ne s'exerce pas; mais dès que l'exsudation s'arrête par le fait de l'apaisement du travail inflammatoire en rapport avec l'éloignement du corps irritant, désormais séparé de la superficie du derme par une épaisseur plus ou moins grande de sérosité plastique, alors l'absorption redevient possible. Et comme elle s'exerce sur un liquide albumineux et alcalin nécessairement chargé de cantharidine, celle-

---

(1) Société de biologie, séance du 4 juillet 1874.

ci commence à s'introduire dans la circulation et produit bientôt les effets qui lui sont propres (1)... »

Or, les expériences nous apprennent que la dilatation pupillaire se manifeste seulement quand la vésication est produite; c'est donc la confirmation de ce qu'avance M. Gubler. Nous en voyons la conséquence pratique : il faut enlever un vésicatoire dès que son effet local est obtenu, afin d'éviter les accidents ou l'aggravation des accidents que produirait l'absorption alors possible de la cantharidine encore présente dans l'emplâtre. Mais, en clinique, cette action de la cantharide sur la pupille, quand elle existe, ne saurait avoir grande utilité; puisqu'elle est la preuve que l'absorption a eu lieu, elle la fait constater et ne l'annonce pas. Elle pourrait cependant nous indiquer que, contre les symptômes nerveux de cantharidisme, alors que la mydriase est extrême, l'opium, agent myosique, serait utile; nous n'hésiterions pas à l'administrer dans un cas de ce genre.

M. Gallippe ne s'en est pas tenu aux expériences sur les vésicatoires. Il fit absorber à des chiens des doses de poudre de cantharides variant de 1 à 5 grammes. Il vit se produire, dix minutes après l'ingestion, de la dilatation pupillaire persistant jusqu'à la mort. Cette dilatation fut un phénomène constant (2).

Il a de même obtenu de la dilatation pupillaire en ingérant dans l'estomac de chiens de la teinture de cantharides à la dose de 20 à 100 grammes (3).

La cantharidine a été aussi employée par le même observateur, qui l'injectait tantôt sous la peau, tantôt dans les veines, tantôt dans l'estomac. A la dose de 5 milligrammes à 5 centi-

(1) A. Gubler, Commentaires thérapeutiques, p. 70 et 71.

(2) Société de biologie, séance du 27 juin 1874.

(3) *Id.*, séance du 18 juillet 1874.

grammes. elle produit comme premier effet une dilatation pupillaire qui devient rapidement complète. Les vomissements surviennent ensuite (1).

Répondons dès maintenant à l'objection qu'on pourra nous faire en disant que la mydriase se produit par sympathie réflexe, à la suite de l'irritation gastro-intestinale. Il suffit de nous reporter à quelques lignes plus haut : un simple vésicatoire fait dilater la pupille alors que la très-petite quantité de substance active absorbée ne produit que des accidents fort bénins, et en particulier aucun phénomène gastrique. C'est donc bien à la cantharide elle-même qu'il faut attribuer une action mydriatique. Nous chercherons plus loin à l'interpréter. Du reste, M. Gallippe a pris soin lui-même de répondre par l'expérience suivante qui, pour lui, est surtout destinée à montrer la pénétration dans le sang de la cantharidine ingérée dans l'estomac :

EXPÉRIENCE.

On donne à un chien une pilule de cantharidine de 5 centigrammes. Quand l'intoxication de ce chien fut devenue bien évidente par l'apparition des phénomènes nerveux de stupeur, *de dilatation pupillaire*, etc., on mit l'artère crurale de ce chien en communication avec l'artère crurale d'un autre chien bien portant, de manière à faire passer le courant sanguin du premier dans le second ; *au bout de quelques minutes apparurent chez le second chien la dilatation pupillaire* et tous les symptômes annonçant l'intoxication cantharidienne (2).

Résumons. De quelque façon qu'elles soient absorbées, les cantharides et la cantharidine produisent la mydriase ; l'inges-

---

(1) Société de biologie, séance du 18 juillet 1874.
(2) *Id.*, séance du 23 janvier 1875.

tion de cantharidine dans l'estomac la produit plus rapidement que l'ingestion de poudre de cantharides.

A la dose de 5 milligrammes injectée dans les veines, la cantharidine ne produit pas de symptômes très-appréciables. C'est surtout à partir de 1 centigramme que les effets se prononcent et s'aggravent. La dilatation des pupilles frappe tout d'abord l'attention. Elle se produit très-rapidement; quelquefois elle apparaît au bout d'une minute ou d'une minute et demie; incomplète d'abord, elle augmente peu à peu, au fur et à mesure que se manifestent les phénomènes d'intoxication, et lorsqu'elle a atteint son maximum, c'est-à-dire l'ouverture extrême du diamètre de la pupille, elle persiste en cet état jusqu'à la mort de l'animal.

Dans l'injection sous-cutanée, la dilatation pupillaire est également constante; elle se produit seulement un peu plus tard que dans les injections veineuses.

Rapprochons maintenant de ces données expérimentales les paroles suivantes de M. le professeur Gubler : dans l'action de de la cantharide, « au premier degré on note..... coïncidemment, par action réflexe, l'excitation tonique du grand sympathique, d'où l'augmentation de la tension vasculaire et le ralentissement du pouls; » et plus loin : « Le pouls se ralentit et se déprime; la température s'abaisse, et les forces sont dans la résolution (1). »

Cette constante dilatation pupillaire n'est-elle pas une preuve de l'excitation exercée sur le grand sympathique? Ainsi s'expliquent, croyons-nous, les effets de la tension circulatoire, par suite, d'accroissement de la diurèse qu'on observe également. Les effets de stimulation génitale se produisent tout

---

(1) A. Gubler, Commentaires thérapeutiques du Codex, p. 71.

autrement ; ils sont amenés par l'irritation que détermine en s'éliminant la cantharidine.

Les médecins légistes avaient, dans les cas d'intoxication, remarqué et signalé ce symptôme de la dilatation des pupilles, et nous lisons dans l'ouvrage de M. le professeur Tardieu, au chapitre des empoisonnements par les diverses préparations de cantharides : « La pupille est dilatée, l'œil hagard et brillant (1). » Un symptôme aussi constant que manifeste ne pouvait échapper à l'attention de ce sagace observateur.

Après les cantharides, nous trouvons, parmi les médicaments irritants, un certain nombre de végétaux qui ont pour nous peu d'importance : la moutarde (*sinapis nigra,* crucifères), le garou (*daphne gnidium*) et le méséréon (*daphne mesereum* daphnacées), ainsi que la daphnine, leur principe actif. Ils sont seulement employés aujourd'hui en applications externes. Nous les passerons sous silence, ainsi que la résine de thapsia (*thapsia garganica,* ombellifères), ainsi que différentes plantes de la famille des euphorbiacées (2) et de celle des renonculacées; plus loin, du reste, nous retrouverons quelques-unes d'entre ces dernières; mais récemment M. le docteur Rabuteau a appelé l'attention sur la staphysaigre (*delphinium staphisagria,* renonculacées).

---

(1) A. Tardieu, Étude médico-légale sur l'empoisonnement, 2e édition. Paris, 1875, p. 1217.

(2) Cependant, parmi les euphorbiacées, nous trouvons une plante, l'*euphorbia cyparissias,* commune aux environs de Paris, dont le suc frais a été employé contre la paralysie de l'iris. Le docteur Neuhauser, qui a imaginé ce traitement, mêle une goutte de suc frais à deux onces d'eau; ce collyre produit une légère conjonctivite, et, à mesure que l'inflammation disparaît, on voit revenir les mouvements de l'iris. (*Medicinische correspondenzblatt rheischer Clerzte.*)

Staphysaigre.

Cette plante, désignée vulgairement sous le nom d'herbe aux poux, n'est pas mentionnée dans le traité de MM. Trousseau et Pidoux. Ses semences, à la fois âcres et amères, possèdent un pouvoir irritant remarquable dû à un alcaloïde, la delphine. Orfila, qui a étudié autrefois ses effets, l'a rangée dans la classe des narcotico-âcres. Plus tard, Scarlandière admit que la delphine paralysait les nerfs moteurs et sensitifs. Cayrade en conclut qu'elle paralysait la moelle. Schroff compare cet alcaloïde à la vératrine; comme elle, outre les vomissements et la diarrhée, la delphine produit de la dilatation des pupilles. M. Rabuteau considère la delphine comme un poison voisin du curare (1); nous ferons remarquer que le curare agit en rétrécissant la pupille qui, sous son influence, ne se dilate qu'avec des doses considérables et seulement quand la mort arrive (2). Nous rapprocherons plutôt la delphine de ces autres poisons tirés, eux aussi, de la famille des renonculacées: l'aconitine, l'anémonine, etc. (3).

(1) Société de biologie, séance du 25 juillet 1874.
(2) Voir article *Curare*. (*Médicaments stupéfiants*, p. 109.)
(3) Voir ces substances, chap. VIII, p. 77.

CHAPITRE V

MÉDICAMENTS ANTIPHLOGISTIQUES.

Nous n'avons rien à dire au sujet des antiphlogistiques proprement dits, graine de lin, guimauve, etc. ; mais, sinon parmi les médicaments, du moins dans la médication antiphlogistique, nous trouvons la saignée. Tout le monde sait qu'après une hémorrhagie abondante, l'œil est plus ou moins atone, le regard fixe et la pupille dilatée ; pendant la dernière guerre, nous avons eu, malheureusement, bien des fois l'occasion de constater ces signes chez l'homme. On peut facilement les noter chez les animaux mis en expérience. Mais nous parlons ici d'hémorrhagies très-abondantes, graves, mortelles même. Une saignée faite à propos par un médecin prudent ne produit pas de tels désordres ; s'ils apparaissaient, ce serait un avertissement redoutable : l'examen de l'œil montrerait que le but est dépassé ; il aiderait, après une saignée modérée, à reconnaître une pléthore vraie d'une fausse pléthore, séreuse par exemple. Le plus souvent, après une saignée modérée chez un sujet robuste, la détente générale qui suit n'a pas de retentissement sur l'iris. Cependant, dans quelques cas, l'examen de l'œil et de la pupille en particulier peut rendre des services.

Nous sommes loin d'être partisan des émissions sanguines ;

nous reconnaissons toutefois qu'elles ne sauraient être absolument rejetées de la pratique. Si un malade jeune, bien constitué, sanguin, présente, avec de la fièvre et une inflammation franche, de la congestion de la face, de l'injection des yeux, de la contraction des pupilles, une saignée lui sera utile. Le lendemain, se joignant aux autres symptômes, la pupille, si sa contraction n'est pas vaincue, pourra indiquer la nécessité d'ouvrir une seconde fois la veine. Mais ici, il faudra se mettre en garde contre une cause d'erreur peu connue, savoir : la dilatation de la pupille correspondante dans le cas d'inflammation unilatérale de la poitrine, par propagation de l'excitation inflammatoire au sympathique. M. le professeur Vulpian a signalé ce phénomène, qui doit nous engager à nous fier seulement aux signes fournis par l'examen des deux pupilles; la cause d'erreur ne serait pas même évitée par ce moyen dans les inflammations doubles de la plèvre ou du poumon. Du reste, nous le reconnaissons, pour montrer qu'une saignée doit être renouvelée, l'examen du sang, son caractère inflammatoire décrit par MM. les professeurs Bouillaud et Piorry, seront un guide plus certain que les troubles pupillaires.

CHAPITRE VI

MÉDICAMENTS ÉVACUANTS

Quoique souvent leur action se combine, les évacuants se divisent en deux classes : les vomitifs et les purgatifs.

1° Vomitifs.

L'acte du vomissement, qu'il soit spontané, ou au contraire provoqué, s'accompagne toujours d'un état de malaise assez analogue à l'anxiété qui précède une syncope. Dans l'un comme dans l'autre cas, le patient présente de la dilatation des pupilles; avec elle existe un sentiment général de réfrigération; les capillaires de la peau se rétractent; la température même s'abaisse quand les efforts musculaires de vomissement ne l'élèvent pas par leur violence, ou quand ils ont cessé; une sueur froide couvre le corps; les muscles sont en résolution; les sphincters se détendent, etc. En même temps le pouls diminue de fréquence et de force. Cet état général de prostration, de lipothymie suffit à expliquer la mydriase; cependant une autre cause concourt à sa production : nous voulons parler de cette sympathie, assez obscure dans son mécanisme, qui unit le tube digestif à l'iris. Les irritations de l'estomac et des intestins ont leur retentissement marqué sur la pupille qui se dinate. D'un autre côté, bien des auteurs dignes de foi (1) ont signalé le vomissement comme phénomène accompagnant les affections de l'iris; cependant le fait est au moins fort rare et constituerait l'exception dans les opérations d'iridectomie.

Quoi qu'il en soit, la dilatation des pupilles est d'autant plus prononcée que les vomissements sont plus nombreux, plus pénibles, ou plutôt que l'état de malaise qui les accompagne est plus considérable (2). C'est donc par l'intermédiaire de la nausée et de la dépression concomitante que se produisent les phénomènes d'élargissement des pupilles. Sans prétendre pénétrer dans l'examen des théories émises pour expliquer l'action vomitive, nous croyons, en effet, et les récentes expériences de M. le docteur d'Ornellas (3) le démontrent, qu'il n'y a pas d'excitation primitive exercée par les vomitifs habituels, par l'ipécacuanha, sur le système nerveux central, sur le bulbe.

Nous ne croyons pas davantage à la puissance dépressive et antiphlogistique que possèderait par lui-même, en vertu de sa seule présence dans l'organisme, le tartre stibié et les autres

---

(1) Ph. Bérard. Art. *Œil* du dict. en 30 vol., t. XXI, p. 338.
Trousseau et Pidoux. Traité de thérapeutique, t. I, p. 941.

(2) Chose singulière, mais qui ne doit en rien nous étonner, une pupille peut se dilater plus que l'autre. Nous ignorons la raison de ce fait, mais nous constatons souvent cette inégalité, même à l'état normal; elle coïncide alors avec l'insymétrie si fréquente des deux moitiés du visage.

OBSERVATION.

Le nommé Van de V......., âgé de trente-six ans, tisserand, se plaignant d'oppression, prit, pour se soulager, en une seule fois, douze grains d'ipéca. A la suite de quelques vomissements, *les pupilles se dilatèrent, et celle de l'œil droit était tellement dilatée, que l'iris était presque totalement effacé. En trente-six heures, cette mydriase céda et disparut.* (Docteur P. de Woogt, *Annales d'oculistique*, t. XII, p. 171.)

(3) D'Ornellas. *Bulletin de thérapeutique*, année 1873, t. LXXXIV.

antimoniaux. Nous n'insisterons donc point. Arrivons promptement à un sujet plus nouveau et plus intéressant.

Apomorphine.

L'apomorphine (C^{17} H^{17} Az O^{2}) se produit par l'action de l'acide chlorhydrique concentré sur la morphine; quoique n'en différant chimiquement que par l'absence d'un équivalent d'eau (H^{2} O), elle possède des propriétés physiologiques bien différentes. Découverte en 1845 par Arppe, élève de Wœhler (1), l'apomorphine a été depuis beaucoup étudiée. Deux savants anglais, MM. Mathiessen et Wright (2), découvrirent ses propriétés émétiques. De tous les agents de la médication vomitive, l'apomorphine est celui qui amène le plus rapidement l'acte du vomissement, et, à l'inverse de l'émétine et du tartre stibié, il le produit d'autant plus promptement et plus sûrement, que ses doses en sont moins fortes et sont absorbées, non par l'estomac, mais par le tissu cellulaire sous-cutané. Des quantités considérables d'apomorphine n'ont pas d'effets vomitifs, mais amènent une sorte de narcose et de somnolence qui nous semble se rapprocher beaucoup du sommeil causé par l'influence de la morphine. On comprend que la pupille se modifie différemment dans ces deux cas. Quand le vomissement s'opère, la pupille est dilatée ; c'est là un phénomène constaté par les différents expérimentateurs ; mais, ainsi que le fait remarquer M. le docteur A. Bordier, « il importe de ne pas confondre les phénomènes dus à la simple nausée, quelle que soit d'ailleurs

---

(1) ARPPE. D'un changement remarquable de la morphine sous l'influence de l'acide sulfurique, 1845.

(2) MATHIESSEN et WRIGHT. De l'action de l'acide chlorhydrique sur la morphine et la codéine. (*Procedings of the royal Society,* XVII, 1868.)

sa cause déterminante, avec ceux qui sont produits directement par le médicament sur les divers appareils. La dilatation de la pupille est un phénomène qui appartient au vomissement ou plutôt à la nausée; il n'appartient pas plus à l'apomorphine qu'au tartre stibié et à l'ipéca (1). »

Dans l'expérience suivante, le phénomène est apparu très-nettement.

EXPÉRIENCE (21 juillet).

2 heures 17 minutes. Nous injectons à une chienne de moyenne taille, sous la peau du dos, 1 milligramme d'apomorphine ; l'animal, très-gai et très-vif, semble ne pas s'apercevoir de sa piqûre.

2 heures 22. Nouvelle injection de 1 milligramme.

2 heures 25. L'animal est moins remuant ; il se couche sur le ventre. Mouvements de déglutition très-prononcés.

Les pupilles se dilatent.

Bâillements fréquents ; la langue sort de la gueule.

2 heures 27. Vomissement sans effort, à deux reprises, de matières glaireuses peu abondantes. (L'animal n'avait pas mangé depuis vingt-deux heures.)

Les pupilles sont énormément dilatées ; elles ont plus de 10 millimètres de diamètre.

2 heures 30. Nouvelles nausées. Dans leur intervalle, abrutissement, stupeur. L'animal semble dormir.

2 heures 33. Il se réveille et vomit une grande quantité de matières jaunâtres que nous pensons renfermer de la bile (2) ; nous n'avons pu en faire l'examen.

---

(1) A. Bordier. De quelques médicaments nouveaux, deuxième article. (*Journal de thérapeutique*, 1874, p. 814.)

(2) M. Constantin Paul pense que l'apomorphine ne détermine pas de vomissements bilieux ; elle serait, par conséquent, d'après lui, contre-indiquée dans l'embarras gastrique. (Constantin Paul, *Répert. de pharmacie*, numéro 22, p. 689. — *Soc. de thérapeutique*, 14 octobre 1874. — *Traité de thérapeutique* de Trousseau et Pidoux, 9e édition, p. 855.)

La dilatation pupillaire persiste aussi accentuée.

2 heures 40. Nouveau vomissement suivi d'un frisson général bientôt réprimé.

Au bout d'une demi-heure, tout est rentré dans l'ordre.

Chez l'homme, on a vu identiquement les mêmes phénomènes. De plus, rarement il est vrai, l'apomorphine a amené, avec les vomissements, un état grave de malaise et de dépression, accompagné encore de dilatation pupillaire.

Dans l'observation suivante, on put noter du collapsus et un état voisin de la syncope; deux causes se réunissaient donc pour produire l'élargissement des pupilles. Il est utile de dire que la solution d'apomorphine employée dans cette circonstance datait de plusieurs mois.

OBSERVATION.

Une femme de quarante ans entre à l'hôpital cantonal de Genève, service de M. le docteur Prévost. On lui pratique une injection de 3 à 4 milligrammes de chlorhydrate d'apomorphine.

Quatre minutes après l'injection, la malade accuse un peu de malaise, du vertige; elle pâlit, s'affaisse; le pouls devient faible, intermittent, puis ne se perçoit plus. *Les pupilles se dilatent....*

....Au bout de trois minutes, le pouls reparaît légèrement..... la malade revient un peu à elle et vomit deux fois, puis l'état syncopal se reproduit de nouveau.... On électrise. La malade guérit. Il est bon d'ajouter que cette malade n'avait jamais pris de vomitif (1).

Après nous être ainsi assuré que, quand il se produisait de la nausée, du malaise et des vomissements, il y avait dilatation des pupilles, il était important pour nous de savoir si, dans les cas où les phénomènes gastriques manquaient, on observait le

(1) *Gazette hebdomadaire*, numéro 2, 1875.

même symptôme du côté de l'iris; il n'en fut rien. Nous choisîmes pour expérimenter dans ce sens des grenouilles et des lapins; ces animaux, la grenouille surtout, vomissent rarement (1).

Pour le lapin, on a signalé chez lui, sous l'influence de l'apomorphine, une sorte d'ivresse, une excitation générale (2) pendant laquelle ses pupilles se dilatent peu ou point, suivant qu'il y a ou non quelques nausées.

EXPÉRIENCE (*1er septembre*).

Lapin de quatre mois, très-fort.

Au début de l'expérience, les pupilles ont 6 millimètres de diamètre.

1 heure. 1 milligramme d'apomorphine est injecté sous la peau du flanc.

1 heure 10. Il y a de l'agitation, un certain malaise exprimé par l'impossibilité de tenir en place.

1 heure 15. 1 milligramme. Quelques mouvements de régurgitation. *Les pupilles atteignent bientôt 9 millimètres.*

1 heure 25. 1 milligramme.

1 heure 35. 2 milligrammes. L'agitation augmente; l'animal frappe le sol de ses pattes de derrière (c'est là un geste agressif chez le lapin).

1 heure 45. 5 milligrammes. Frayeur vive au moindre attouchement. *Les pupilles restent dilatées;* toujours pas de vomissements, mais un état d'anxiété facile à reconnaître: l'animal ne cesse de mordiller les joncs dont est formé le panier qui le renferme; il arrive à les briser.

---

(1) A. Bordier. *Loc. cit.*, p. 783.
Max Quehl. Dissertation inaugurale. Halle, 1872.

(2) Siebert. Untersuchungen über die physiologischen Wirkungen des Apomorphins. (Inaug. dissert., Dorpat et Wagner's, *Arch. für Heilhunde,* XII, 522.)

EXPÉRIENCE (23 juillet 1875).

ACTION COMPARATIVE DE L'APOMORPHINE ET DE LA MORPHINE.

Deux grenouilles de moyenne taille sont fixées sur le liége à expérience. Leurs pupilles sont larges et sensiblement égales.

	Apomorphine.	Morphine.
1 heure 10 min.	Nous injectons sous la peau du dos 1 milligramme d'apomorphine. Pas de réaction.	3 milligrammes de chlorhydrate de morphine sous la peau du dos. Immédiatement cris et mouvements violents.
1 heure 25.	*Légère contraction pupillaire.* Mouvements respiratoires diminués de fréquence.	*Pupilles non modifiées.*
1 heure 30.	Injection de 1 milligramme. *La contraction pupillaire persiste en s'accentuant.* Le pincement du sciatique détermine des mouvements réflexes prolongés.	Injection de 3 milligrammes. Mouvements. L'animal essaie de s'échapper. L'excitation du sciatique a des résultats analogues.
1 heure 45.	Il n'y a plus que douze mouvements respiratoires par minute. Sorte de narcose.	*Les pupilles se sont un peu contractées.*
1 heure 50.	2 milligrammes. *La contraction des pupilles est de plus en plus marquée;* bientôt les paupières se relèvent sur l'œil, et l'animal semble dormir profondément. Le pincement du sciatique le réveille; il se débat.	3 milligrammes. Peu après l'injection, *les pupilles deviennent comparativement beaucoup plus rétrécies que celles de l'autre grenouille.*
2 heures.	2 milligrammes.	6 milligrammes. *L'excitation du sciatique semble amener une dilatation pupillaire qui s'efface aussitôt.*
2 heures 45.	*La pupille, quoique très-rétrécie, est moins étroite que celle de l'animal soumis à la morphine.*	
2 heures 55.	5 milligrammes.	15 milligrammes.
3 heures.	Les mouvements produits par l'excitation du sciatique sont de moins en moins violents.	
3 heures 5.	5 milligrammes. *La contraction pupillaire a encore augmenté.*	15 milligrammes. *Les pupilles sont incomparablement plus contractées que celles de l'animal soumis à l'apomorphine.*
3 heures 30.	L'animal est détaché et placé sous une cloche; il reste sans mouvement, ne cherche pas à fuir. Cependant le sciatique est toujours sensible, mais c'est la seule excitation qui puisse faire céder la stupeur. La mort arrive dans la soirée.	La narcose est très-prononcée. La sensibilité est fort obtuse. Les mouvements respiratoires sont espacés et irréguliers. L'excitation du sciatique est à peine perçue. La vie persiste; mais l'animal est insensible aux plus fortes excitations. Il y a de temps en temps des mouvements convulsifs des membres postérieurs, mais les membres antérieurs sont raides et contracturés. La respiration est difficile; il y a une sorte de tirage. La vue est conservée. L'animal est sensible aux approches de la main, qui produit des mouvements dans les membres postérieurs. L'animal est détaché; il vit encore le lendemain à midi.

2 heures 15. 5 milligrammes. L'excitation générale continue.

2 heures 40. 5 milligrammes. *Les pupilles, toujours sensibles à l'action de la lumière, se sont un peu rétrécies.* L'agitation a augmenté avec les doses; actuellement le lapin se débat au moindre attouchement, et on ne peut lui saisir la tête pour l'examen de l'œil qu'avec de grandes difficultés. Cette sorte d'ivresse continue, et à trois heures et demie aucun autre phénomène ne se manifestant, nous cessons l'expérience. Le soir même, l'animal guéri mange tranquillement.

Dans cette expérience, on le voit, malgré l'absence de vomissements, les pupilles se sont un peu dilatées, mais il y eut quelques nausées ; du reste, cette dilatation fut peu prononcée : à son moment maximum, elle atteignait à peine 9 millimètres ; or, une pupille de lapin peut facilement avoir 12 millimètres de diamètre. Vers la fin de l'expérience, alors que l'excitation domina, les pupilles se rétrécirent. Tout ceci nous indique clairement que, par elle-même, l'apomorphine n'a pas d'effets mydriatiques ; au contraire, elle contribuerait à amener la contraction de l'iris et se rapprocherait encore par ce point de la morphine, avec laquelle elle nous semble avoir, moins les vomissements, une si grande analogie. Chez le lapin, les effets d'excitation sont à peu près les mêmes avec ces deux substances; cependant la morphine amène bien plus facilement la narcose et la sédation ; chez la grenouille, qui ne vomit pas, les phénomènes diffèrent bien peu, et la contraction pupillaire est constante avec l'un comme avec l'autre de ces alcaloïdes.

Dans le tableau ci-contre, nous avons établi, d'après une double expérience, l'action comparative de la morphine et de l'apomorphine.

Peut-être dira-t-on : « L'apomorphine agit ainsi parce qu'elle renferme de la morphine, ou parce que dans l'organisme elle se décompose, et en reprenant son équivalent d'eau reconstitue de la morphine. » Il ne nous appartient pas de discuter ici cette question (1).

Dans une de nos expériences sur la grenouille, nous avons obtenu des vomissements; nous citons le fait, qui nous semble curieux.

EXPÉRIENCE (*22 juillet*).

GRENOUILLE DE MOYENNE TAILLE.

2 heures 12. Nous injectons dans le sac lymphatique dorsal un demi-milligramme d'apomorphine. Au moment de l'injection, *les pupilles sont normales, c'est-à-dire assez larges et semblables à celles d'une autre grenouille saine placée à côté de nous dans un bocal, et destinée à servir de point de comparaison.*

2 heures 22. Pas de phénomènes généraux. Nouvelle injection de un demi-milligramme. Les mouvements respiratoires diminuent bientôt de fréquence.

2 heures 32. Injection de 1 milligramme. *Il y a une contraction pupillaire très-évidente.*

2 heures 47. Narcose, stupeur.

2 heures 52. 2 milligrammes. *La contraction des pupilles s'est accentuée.* L'excitation du sciatique détermine des mouvements très-marqués; *mais loin de dilater la pupille, le pincement de ce nerf la contracte au contraire davantage.*

3 heures. 2 milligrammes.

3 heures 12. 2 milligrammes. Les mouvements respiratoires sont presque insensibles et très-irréguliers. A plusieurs reprises la grenouille a des mouvements convulsifs; elle semble chercher à s'échapper.

---

(1) Il ne nous a pas été possible d'expérimenter la sanguinarine (*sanguinaria canadensis,* papavéracées). Nous ne pouvons donc, à notre grand regret, fournir aucune expérience capable, par l'examen de la pupille, de rapprocher encore ce principe de l'apomorphine. On sait que, dans une théorie éminemment philosophique, M. le professeur Gubler considère ces deux substances comme analogues.

3 heures 22. 2 milligrammes. *La contraction des pupilles persiste et a même augmenté. Elles sont quatre à cinq fois plus étroites que celles de la grenouille saine placée à côté de nous.* L'animal a des mouvements de régurgitation très-marqués. Elle vomit sa langue à plusieurs reprises. Bientôt sort de sa bouche une patte de grenouille, puis la jambe et la cuisse ; nous tirons avec une pince et arrivons à extraire le corps d'une grenouille presque entière, moins la tête et les membres antérieurs.

3 heures 47. 5 milligramme. *Appliquée directement sur l'œil, l'apomorphine a rétréci la pupille ; ainsi, celle de l'œil gauche, sur laquelle nous en avons appliqué, est manifestement plus étroite que celle du côté opposé.*

Le lendemain, à midi, la grenouille est morte ; *ses pupilles se sont maintenues contractées.*

On le voit, les pupilles restèrent rétrécies, malgré le vomissement. Nous ne croyons pas, d'ailleurs, que ce dernier ait été produit par l'apomorphine elle-même; nous pensons qu'une substance toxique, qu'elle qu'elle fût, amenant des troubles digestifs, aurait tout aussi bien produit l'évacuation d'un estomac chargé d'une aussi grande quantité d'aliments; du reste, la narcose persista.

On a prétendu que, pendant l'anesthésie chloroformique, de même que pendant l'action du chloral ou de la morphine, les effets émétiques de l'apomorphine n'avaient point lieu. Cette opinion, soutenue principalement par MM. David et Dujardin-Beaumetz, semble avoir été battue en brèche par de récentes expériences (1). Quel est l'état de la pupille sous ces deux influences combinées? Nous n'avons pas d'expériences bien positives. La pupille est extrêmement mobile pendant l'anesthésie chloroformique; elle varie suivant les périodes d'action du chloroforme et suivant la résistance du sujet ; c'est donc avec in-

---

(1) Coyne et Budin. Société de biologie, 12 décembre 1874.

tention que nous passons sous silence ce point controversable et que nous terminons ici l'étude de l'apomorphine (1).

2° Purgatifs.

Les médicaments purgatifs amènent fréquemment, à la suite de leur administration, la dilatation des pupilles; ils la produisent par deux modes différents, tantôt par l'entremise de l'état de faiblesse et d'abattement qu'ils déterminent, tantôt par un réflexe sympathique qu'éveille l'irritation intestinale, tantôt par ces deux causes réunies. Mais ce phénomème n'a rien de spécial; il dure peu, cède facilement et n'offre aucune gravité; aussi nous hâtons-nous d'exposer un autre fait qui, malgré une apparente contradiction avec celui qui précède, n'en est pas moins exact et offre de plus une incontestable utilité pratique.

Certaines mydriases, prononcées au point d'amener des troubles visuels et de simuler une amaurose, peuvent être guéries par l'action d'un purgatif employé à propos. Ce mode de traitement est indiqué dans les mydriases dues à l'intoxication saturnine, dans celles qui peuvent accompagner une constipation opiniâtre (2), que la cause en soit ou non le plomb, de même dans les cas d'ascarides contenues dans l'intestin. Il n'y a ici, on le voit aisément, qu'une application de l'aphorisme : *ablata causa tollitur effectus;* mais on peut se figurer facilement quelle est, en pareille occurrence, la satisfaction des malades guéris aussi simplement, après avoir cru, quelquefois

---

(1) On pourra consulter avec fruit la thèse d'agrégation de M. le docteur Grasset : De la Médication vomitive, 1875. On y trouvera, à la page 86, une bibliographie très-complète des travaux publiés en France et à l'étranger sur l'apomorphine depuis sa découverte.

(2) LÉTENDART. De la mydriase. Thèse de Paris, 1868.

pendant longtemps, leur vue menacée, après s'être sentis, ils emploient volontiers cette expression, après s'être sentis devenir aveugles.

OBSERVATION.

Un malade saturnin, ayant travaillé dans une fabrique de céruse, présente une mydriase qui est considérée à première vue comme accompagnant une amaurose; mais en faisant essayer l'organe visuel à travers un petit trou rond percé dans une carte, on s'aperçoit que la mydriase est le fait dominant.

Pendant quinze à vingt jours, l'électricité, l'acupuncture, la cautérisation de la cornée, le sulfate de strychnine par la méthode endermique sont employés sans effet. Un purgatif énergique composé de séné et de sulfate de magnésie produisit un excellent résultat (1).

(1) Guépin (de Nantes). *Annales d'oculistique,* t. XV, p. 68.

CHAPITRE VII

EXCITANTS DU SYSTÈME MUSCULAIRE OU EXCITATEURS.

Les médicaments excitateurs du système musculaire comprennent deux agents que nous considérons comme types : la strychnine et les substances analogues; les différentes variétés d'ergot. Les premiers mettent en jeu spécialement les fibres de la vie volontaire, les seconds celles de la vie organique: c'est là une distinction importante.

Strychnine.

Très-répandu dans les plantes de la famille des strychnées loganiacées, cet alcaloïde a sur la pupille une action diversement interprétée. Tantôt on l'a vue se contracter; M. le professeur Béclard cite la strychnine comme exemple d'un agent myosique (1); mais la plupart des expérimentateurs ont, au contraire, obtenu de la dilatation des pupilles. Voici, selon nous, comment peut s'expliquer cette divergence d'opinion : suivant qu'elle est administrée à l'intérieur ou simplement appliquée sur l'œil, la strychnine fait dilater ou contracter l'iris. Aussi

(1) A. BÉCLARD. Traité élémentaire de physiologie, 4e édition. Paris, 1862.

a-t-on employé, et quelquefois avec succès, la strychnine, le sulfate de strychnine en instillations et en collyres pour faire céder des mydriases rebelles (1). On s'est même servi dans ce but de la méthode hypodermique. Pour l'introduire dans la science, on s'était probablement fondé sur cette propriété que possède la strychnine de déterminer de véritables secousses tétaniques dans les muscles pupillaires comme dans ceux des autres parties du corps. Pendant les convulsions de ces derniers, la pupille est dilatée au maximum ; elle oscille ensuite jusqu'à revenir à son état normal (2). Nous ne croyons pas ce procédé exempt de dangers, et heureusement nous possédons maintenant des moyens plus sûrs de ramener la contractilité de l'iris.

Nous passons ici sous silence le récit de plusieurs expériences que nous avons faites avec la strychnine ; il nous suffira de dire que nous avons vu constamment chez le lapin la pupille arriver aux limites extrêmes de sa dilatation. Le même phénomène a été noté chez d'autres animaux par les physiologistes et chez l'homme par les médecins, et principalement, dans les cas d'empoisonnement, par les médecins légistes (3).

---

(1) Cette méthode est exposée dans les *Annales d'oculistique*, vol. VII, p. 87. M. Fronmüller eut à s'en louer et expose ses résultats dans le même recueil, vol. X, p. 283.

Une observation avec guérison a été publiée par le docteur Rul-Ogez. (*Journal de médecine de la Société des sciences médicales et naturelles de Bruxelles*, 1843.)

(2) Falck. *London medic. Record*, août 1874.

(3) A. Tardieu. Étude médico-légale sur l'empoisonnement, 2e édition, p. 1072, et *passim* dans le chapitre empoisonnement par la strychnine et la noix vomique.

Stevenson Mac-Adam. Leçon sur la strychnine. (*Pharmaceutical Journal*, t. XVI, numéro du 11 août 1856. — Traduction de M. Chevallier dans le *Journal de chimie médicale et de pharmacie*, novembre 1856.)

Extrait et analyse des débats du procès de William Palmer. Observations et expériences relatées à cette occasion. Londres et Birmingham, 1846.

Picrotoxine.

C'est ici que nous croyons devoir placer quelques mots omis dans la plupart des traités de thérapeutique sur la coque du Levant (*anamirta cocculus*, ménispermacées) et la picrotoxine, son principe actif. Son action, qu'on pourrait dire catalepsiante, en dénommant tétanisante celle de la strychnine (1), produit des troubles pupillaires différents, suivant le genre d'animaux sur lesquels on expérimente. Chez la grenouille, les pupilles se rétrécissent; chez les animaux plus élevés en organisation, chez le lapin, la mydriase est produite, et l'iris atteint la limite maximum de sa dilatation. Ces faits résultent très-clairement d'expériences toutes récentes (2). Chez un jeune chat de deux mois, 4 milligrammes de picrotoxine amenèrent une extrême dilatation des pupilles qui se produisit douze minutes après l'injection sous-cutanée. Sur la grenouille, on obtint au contraire, une heure dix minutes après l'absorption par la voie hypodermique de 1/2 milligramme de picrotoxine, un notable rétrécissement des pupilles. M. le docteur Planat (3) explique ce dernier résultat par l'excitation de la troisième paire, sous la dépendance de laquelle se trouvent les fibres circulaires de l'iris. En effet, la picrotoxine semble affecter tout le système

---

Blumhardt. *Journal de chimie médicale*, 1837. Empoisonnement suicide par la strychnine. Mort.

James Part. Empoisonnement par la strychnine, relation publiée dans le mémoire de M. le docteur Gallard: De l'empoisonnement par la strychnine. (*Ann. d'hygiène et de méd. lég.*, 1865, 2e série, t. XXIV.)

(1) A. Gubler. Commentaires du Codex, p. 104.

(2) Planat (de Vollore-Ville). Recherches physiologiques et thérapeutiques sur la picrotoxine; applications au traitement de l'épilepsie. (*Journal de thérapeutique*, 2e année, p. 377.)

(3) *Id.*, p. 388.

nerveux, le cerveau et le bulbe principalement, tandis que la strychnine n'affecte que la moelle; mais alors, comment se fait-il que chez les animaux à sang chaud il se produise une mydriase aussi accentuée? La coque du Levant est encore trop peu étudiée pour que cette objection trouve dès maintenant une réponse satisfaisante.

Chez l'homme, la picrotoxine a été appliquée au traitement de diverses affections; mais il ne paraît pas que, dans ces cas, elle ait déterminé des modifications pupillaires dignes de remarque; nous ne les avons trouvées notées dans aucune observation. Quant à nous, nous avons pu observer au mois de juillet dernier, à Baujon (service de M. Gubler), une femme couchée au numéro 1 de la salle Sainte-Marthe, atteinte d'une paralysie glosso-labio-laryngée; elle fut traitée par la picrotoxine. Ce médicament, qui sembla donner de bons résultats, qui, du moins, coïncida avec une amélioration notable, ne produisit aucun phénomène du côté des pupilles; elles conservèrent un calibre normal et restèrent toujours sensibles à l'action de la lumière.

Yerba del Perro.

Cette plante, connue au Mexique sous le nom d'herbe au chien, appartient à la famille des composées. Elle a des propriétés analogues à la strychnine, sauf que l'attouchement des téguments n'exagère pas les convulsions. Comme la strychnine, elle produit la dilatation des pupilles. M. le docteur Rabuteau a signalé ce phénomène, qui se produisit au bout d'une heure chez un chien, après une injection sous-cutanée de 80 centigrammes d'extrait aqueux de la *yerba del perro* (1).

---

(1) Société de biologie, séance du 5 décembre 1874.

Ergot de seigle.

Un nombre considérable de travaux, parmi lesquels beaucoup de thèses inaugurales, a été publié sur l'ergot de seigle, et la plupart des auteurs, en France et à l'étranger, se sont occupés de son action sur la pupille et des usages pratiques qu'elle était apte à fournir.

Le seigle ergoté dilate la pupille (1), et MM. Trousseau et Pidoux ont pu, avec raison, signaler ce symptôme comme le plus constant de tous les phénomènes cérébraux (2) ; mais ils le considèrent comme se manifestant de douze à quatorze heures après l'absorption. D'après ce que nous avons vu, le phénomène se produit beaucoup plus rapidement. Nous choisissons l'expérience suivante, et nous la citons en entier; elle montre assez clairement, en effet, en même temps que les modifications pupillaires, l'action de l'ergot sur la circulation et la température.

EXPÉRIENCE (13 juillet 1875.)

Nous prenons les doses qui vont suivre de poudre fraîche d'ergot. Immédiatement avant l'ingestion, nous présentons :

Température ax.... 37°,3. — Pouls, 72. — Respiration, 16.

Diamètre pupillaire, 2 millimètres 1/2.

4 heures 15. Quatre heures après le repas nous avalons dans une cuillerée d'eau 50 centigrammes d'ergot.

4 heures 30. Aucune modification générale ou locale; nous croyons cependant ressentir une sorte de constriction intra-crânienne que nous mettons sur le compte de l'imagination.

---

(1) Raige DELORME. Art. *Seigle ergoté* du dict. en 30 vol., t. XXVIII, p. 271. A. GUBLER, Commentaires thérapeutiques, p. 131.

(2) TROUSSEAU et PIDOUX. Traité de thérapeutique, 8e édition, p. 27 et 38.

4 heures 33. Nouvelle dose de 50 centigrammes.

4 heures 48. Température, 37°,3. — Pouls, 68. — Respiration, 16. *Diamètre pupillaire, 4 millimètres.*

5 heures 3. Température, 37°,3. — Pouls, 60. — Respiration, 16. *Diamètre pupillaire, 5 millimètres 1/2.*

Sensation de constriction abdominale interne. *La pupille est devenue manifestement plus paresseuse qu'avant l'expérience, lorsqu'on la fait passer de l'obscurité à la lumière.*

Absorption d'une dose de 1 gramme d'ergot.

5 heures 18. Température 37°,3. — Pouls, 60. — Respiration, 16. *Diamètre pupillaire, 5 millimètres 1/2.*

Le pouls présente quelques intermittences, 4 à 6 par minute. *Lorsqu'on ferme l'œil et qu'on l'ouvre brusquement, la pupille se rétrécit un peu pendant un temps très-court, pour se dilater de nouveau.*

5 heures 48. Température, 37°. — Pouls, 60. — Respiration, 16. *Diamètre pupillaire, 6 millimètres 1/2.*

La pupille conserva les mêmes dimensions pendant toute la soirée ; et nous eûmes à noter, comme autres phénomènes, du malaise gastrique accompagné de céphalalgie, une sécheresse fort désagréable des fosses nasales et du pharynx, et une certaine difficulté de la respiration, comme une diminution du champ respiratoire.

On s'étonnera justement, après des résultats aussi nets, d'apprendre que l'ergot de seigle a été vanté et employé comme anti-mydriatique, quelquefois avec succès (1). Voici comment nous nous expliquons cette invraisemblance : la dilatation des pupilles s'opère ici par l'excitation tonique du système des vaso-moteurs, par l'état d'anhémie cérébrale qu'elle détermine ; mais le seigle ergoté a, de plus, une action, élective spéciale pour réveiller la contractilité des fibres musculaires lisses, et même d'organes en apparence anhistes, quoique contractiles ; aussi, dans les cas de mydriase paralytique par inertie des fibres de

(1) Mac Evers. De l'usage du seigle ergoté dans la mydriase. (Dublin, *Quart Journal,* 1868.)

l'iris, l'ergot peut, en réveillant la contractilité abolie, rendre à la pupille des dimensions normales. Il sera bon, pour obtenir ce résultat, de donner l'ergot à petites doses fréquemment répétées.

OBSERVATION.

Mme W..., âgée de trente ans, mal réglée, eut sans cause appréciable une mydriase de l'œil droit.... *La lumière ne provoquait pas la plus légère contraction de la pupille.* Les anthelminthiques et d'autres traitements ne produisirent aucun résultat.

Le docteur Kochanesky résolut d'expérimenter le seigle ergoté ; il en prescrivit 12 grains à prendre en quatre prises ; le lendemain, *légère modification dans la contractilité de l'iris.* La dose fut portée à 17 grains, puis à 18. Au bout de quelques jours, la guérison était complète (1).

Nous avons aussi essayé l'ergot en application topique sur l'œil, mais sans grand résultat. Dilué dans une très-petite quantité d'eau, de l'extrait aqueux d'ergot ou ergotine de Bonjean fut introduit entre nos paupières. Il se produisit un léger chatouillement de l'œil, mais sans cuisson douloureuse. Au bout de douze minutes, on crut observer une faible contration; mais elle ne persista pas, et après une demi-heure on n'observait aucune différence entre les deux pupilles.

---

(1) LÉTENDART. De la mydriase. Thèse de Paris, 1868. Nous trouvons dans ce travail le résumé d'observations de Hannmann, Wilschock, d'Ammon, Cunier, qui ont employé la même méthode avec le même succès.

CHAPITRE VIII

MÉDICAMENTS STUPÉFIANTS.

Dans ce chapitre, sans contredit le plus important de notre étude, les documents abondent. Nous n'avons la prétention d'apporter aucun fait nouveau ; l'action de la plupart des stupéfiants sur la pupille est déjà bien connue. Nous nous efforcerons surtout de la distinguer suivant les différentes périodes, et nous insisterons sur les usages cliniques, qui nous semblent nombreux et bien déterminés.

Opium.

Pendant l'action de l'opium, « nous avons toujours trouvé, à une seule exception près, les pupilles resserrées... Nous avons toujours remarqué un rapport exact entre le resserrement des pupilles et les phénomènes de narcotisme. » Ces paroles du traité de MM. Trousseau et Pidoux sont l'expression exacte des faits signalés autrefois (1) et confirmés depuis par l'observation de tous les auteurs.

---

(1) Bally. Observations sur les effets thérapeutiques de la morphine et de la narcéine. (*Mém. de l'Acad. roy. de méd.*, 1828, t. I, p. 99.)

Guersant. Art. *Opium* (thérapeutique) du nouveau dictionnaire de médecine en 30 vol.

Orfila. Art. *Opium* (toxicologie et méd. lég.) du nouveau dictionnaire de médecine en 30 vol.

Cependant, les médecins légistes (1) ont parfois noté la dilatation pupillaire comme symptôme de l'empoisonnement par l'opium ; aussi, les considérant comme peu fidèles, n'attachent-ils qu'une médiocre importance aux symptômes iridiens. Vidons de suite cette question, en cherchant à nous expliquer une telle divergence. La mydriase est certainement fort rare dans les intoxications par l'opium ; cependant elle a été observée, mais principalement dans la forme dite foudroyante : les malades tombent comme sidérés, ne sortent de leur coma que que pour être agités de convulsions, et meurent souvent dans l'espace de moins d'une heure. Or, on sait que les états convulsifs, quelle que soit leur nature, s'accompagnent de dilatation des pupilles ; le fait est trop connu pour que nous ayons à insister ; l'étude de la strychnine et des convulsivants nous en a été un exemple au chapitre précédent. Remarquons en outre que, parmi les alcaloïdes de l'opium, ceux qui possèdent un pouvoir tétanisant, la thébaïne, la papavérine, la cryptopine, découverte par les frères T. et H. Smith, produisent la dilatation pupillaire jointe aux effets convulsifs. Si, au contraire, ces derniers manquent, comme Leidesdorf et Breslauer l'ont obtenu avec la papavérine, c'est la contraction des pupilles qui apparaît.

Nous pouvons donc dire, malgré les exceptions, que nous ne nions pas, mais que nous expliquons : l'opium rétrécit la pupille pendant toute la durée de son action. Cette règle, nous la formulons également pour les dérivés de l'opium, en remarquant toutefois que ce pouvoir myosique est d'autant plus prononcé pour les alcaloïdes que ceux-ci déterminent plus fa-

(1) A. Tardieu. Étude médico-légale et clinique sur l'empoisonnement, 2e édit., p. 1000, 1016, 1023, etc.

cilement le sommeil. Or, le sommeil normal amène la contraction des pupilles, l'injection des yeux, la rougeur de la face, phénomènes qui indiquent clairement un état de congestion encéphalique. Le sommeil provoqué par l'opium produit plus accentués les mêmes symptômes; il se rapproche ainsi du sommeil naturel. C'est là un fait sur lequel insiste beaucoup M. le professeur Gubler (1), en faisant remarquer que, même dans les cas graves où il y a coma avec pâleur cutanée, cette dernière, produite par l'excès même de la congestion interne, n'exclut pas la contraction pupillaire. Ces données une fois admises, nous en concluons, d'accord avec les cliniciens, que l'opium est contre-indiqué quand il y a hypérhémie du cerveau ou de ses enveloppes; et, pour reconnaître cet état, nous saurons que l'examen de l'œil, et de la pupille en particulier, peut nous offrir des signes qui méritent de ne pas être négligés.

La sensibilité de l'iris pour l'opium a encore une autre utilité que nous avons signalée dans nos préliminaires; elle peut servir à régler l'emploi des injections hypodermiques de morphine. L'observation de la pupille donne dans ces cas des résultats assez certains et assez précis pour nous avoir fait reconnaître, dans une de nos expériences, une grave erreur de doses.

EXPÉRIENCE (*16 juin 1875.*)

CHLORHYDRATE DE MORPHINE.

Chien de moyenne taille. *Le diamètre de la pupille est, au début de l'expérience, de 7 millimètres.*

Midi 12. Nous faisons dans le voisinage de l'aisselle une injection

---

(1) « La congestion cérébrale, » produite par l'opium, « se reflète dans les yeux, dont les iris, appareils érectiles, sont tellement épanouis, que la pupille en est presque effacée. » (A. Gubler. *Commentaires thérapeutiques,* 2e édit., p. 266.)

que nous croyons être de 1 centigramme de chlorydrate de morphine.

Midi 22. *La pupille s'est rétrécie ; elle n'a plus que 5 millimètres. Elle se contracte sous l'influence de la lumière et se dilate par l'obscurité, comme à l'état normal.*

Midi 28. *Diamètre pupillaire, 4 millimètres 1/2.*

Midi 37. Nouvelle injection que nous croyons encore de 1 centigramme.

Midi 42. *Diamètre pupillaire, 4 millimètres.*

Midi 47. Respiration très-précipitée, comme stercoreuse, bave abondante, calme général.

Midi 57. Nouvelle injection que nous pensons toujours être de 1 centigramme.

1 heure 4. *Diamètre pupillaire, 3 millimètres 1/2.*

1 heure 7. *La pupille a conservé le diamètre précédent; elle ne se dilate plus par l'obscurité.*

1 heure 17. *La pupille a à peine 3 millimètres; elle est entièrement insensible.* Cet état nous paraissant étonnant avec une dose aussi faible, 3 centigrammes, nous pensons à revoir la solution employée, et, calcul fait, nous reconnaissons qu'à chaque injection nous avons introduit sous la peau 33 milligrammes de chlorhydrate de morphine, ce qui fait actuellement 1 décigramme.

Nous cessons l'expérience. Le chien, après avoir été détaché, reste dans un état d'hébétude absolue. *Ses pupilles conservent longtemps le même diamètre.*

Nous avons vu constamment des effets analogues chez le lapin; mais sa pupille est normalement fort large, et, avec des doses variant de 1 à 2 centigrammes, après s'être généralement rétrécie de 2 à 3 millimètres, elle en conservait encore 4 à 5 de diamètre. Ajoutons que, chez cet animal, l'administration de l'opium détermine une hypérhémie conjonctivale intense et une exophthalmie extrêmement prononcée.

En somme, les résultats de nos expériences nous permettent d'accepter sans restriction la proposition de M. le docteur Vibert (du Puy) qui, dans un récent travail, considère l'iris comme manomètre de la morphine et comme le guide le plus sûr dans l'emploi, par la méthode hypodermique, de cet agent précieux. Nous croyons utile de transcrire ici le passage principal de son exposé sur ce sujet :

« J'arrivai à découvrir que le resserrement de la pupille, phénomène bien connu de l'effet de l'opium, n'avait rien de particulier et de capital, qu'il était proportionné à la quantité de morphine injectée, c'est-à-dire que si, chez un sujet peu impressionnable, par exemple, et dont les pupilles sont très-dilatées, on fait une injection d'un centigramme de morphine, on verra le diamètre des pupilles diminuer, au bout de vingt minutes environ, de 2 millimètres. Ce resserrement périphérique de l'iris ne s'effacera plus dans l'obscurité; mais, tout en perdant ainsi la faculté de se dilater entièrement, l'iris n'en conserve pas moins celle de se contracter sous l'influence de la lumière, ce dont il est facile de s'assurer en approchant des yeux la flamme d'une bougie.

« Cette situation persistera tant que durera l'action du médicament sur l'économie.

« Si, dans cet état de choses, on fait une deuxième injection d'un centigramme de morphine, on verra se resserrer encore le champ de la dilatabilité de l'iris; mais la portion centrale conservera un certain degré de mobilité, c'est-à-dire la faculté de se contracter sous l'influence de la lumière et de se dilater dans l'ombre.

« Une troisième injection d'un centigramme de morphine complètera l'atrésie de l'iris; le diamètre de la pupille sera réduit à 2 ou 3 millimètres; mais cette fois, le cercle pupillaire sera immobilisé et indifférent à la présence ou à l'action de la lumière.

« A ce moment, le remède aura atteint un summum d'action qu'il est inutile, peut-être même dangereux de dépasser.

Pour mon compte, je me suis toujours imposé cette période comme une limite à l'emploi de la morphine.

« En résumé, cette immobilisation progressive et centripète de l'iris permettra de lire sur les pupilles le degré de saturation de l'organisme par la morphine, et le médecin trouvera dans sa marche un guide à peu près infaillible pour l'emploi de ce médicament.

« Dès que j'eus découvert cette corrélation, la pupille devint pour moi un véritable manomètre de l'action de la morphine, et je sus, grâce à ses indications, dans quelle proportion je pouvais revenir à la charge, ou à quel moment je devais m'arrêter dans l'administration de ce puissant, mais parfois redoutable médicament.

« Un exemple fera bien saisir toute la portée de cette notion dans la pratique.

« J'avais fait à une dame une injection de 8 milligrammes de morphine dans le but de calmer une violente colique hépatique. Un quart-d'heure après, la malade, qui n'avait pas vomi jusque-là, fut prise de vomissements violents et n'éprouva aucune diminution dans les douleurs qu'elle ressentait. Elle avait la physionomie grippée, le facies livide. Avais-je affaire à un de ces cas de susceptibilité spéciale dans lesquels la morphine provoque des vomissements sans soulager? ou bien la dose était-elle insuffisante, et alors les vomissements étaient-ils dus à la colique hépatique?

« La persistance de la dilatation des pupilles fut pour moi l'indication positive que le médicament avait passé inaperçu dans l'économie de la malade, et que, de plus, elle était peu impressionnable à son action. Je pratiquai donc, sans hésiter, une nouvelle injection de 12 milligrammes, ce qui faisait 2 centigrammes en tout. Vingt minutes après, la pupille était resserrée aux deux tiers, et restait ainsi resserrée dans l'obscurité; mais le cercle pupillaire conservait encore la possibilité de se contracter davantage sous l'impression de la lumière, pour se dilater de nouveau d'une certaine quantité dans l'obscurité. La malade éprouvait un soulagement, mais il n'était que relatif.

« La pupille conservant encore, une demi-heure après cette deuxième injection, un tiers environ de sa dilatabilité initiale, j'injectai un troisième centigramme de morphine, qui amena un resserrement fixe, presque complet, de la pupille, en même temps qu'une très-notable diminution des douleurs et un calme suffisant pour permettre à la malade de s'endormir. Les modifications de la pupille m'avaient donc fourni des indications précises pour le dosage progressif du médicament, et par là permis de le déterminer avec une exactitude vraiment mathématique.

« Autre exemple. — Une malade atteinte d'une névropathie indéfinissable, qui transformait son existence en un douloureux martyre, éprouvait des injections de morphine un grand soulagement; j'étais arrivé chez elle, graduellement, à la dose assez élevée de 15 centigrammes trois à quatre fois par vingt-quatre heures. Un jour, dix minutes après une injection faite par son fils, elle accusa un mal de tête affreux; les pupilles étaient très-contractées, mais pas entièrement immobilisées. Cette céphalée était-elle due à l'état de la malade ou à un excès de morphine?

« Me basant sur ce fait que les pupilles n'étaient pas entièrement immobilisées, j'injectai un autre centigramme de morphine, et huit minutes après, la douleur s'évanouissait, en même temps que se complétait l'atrésie des pupilles. Ce que je viens de signaler chez ces deux malades est l'image de ce que j'ai observé chez tous; les seules différences que j'aie rencontrées n'ont jamais porté que sur les diversités d'impressionnabilité qui varient, cela se devine, avec chaque sujet (1). »

Nous n'ajouterons rien à ces lignes, aussi claires que précises; mais comme à toute règle il y a exception, nous croyons que les deux cas suivants n'infirment aucunement la valeur de celle qui précède; après tout, même, trouvent-ils leur explication dans ce fait que les malades observés étaient atteints d'affections nerveuses capables de produire par elles-mêmes la dilatation de la pupille et de contrebalancer ainsi l'effet de la morphine.

OBSERVATION.

Lacheroy (Fortunée), couturière, âgée de vingt-un ans, est couchée au n° 10 de la salle Sainte-Élisabeth, à Lariboisière, service de M. le docteur Guyot.

Elle est atteinte d'une chorée très-rebelle, contre laquelle toutes les médications ont été employées sans succès.

Entrée à l'hôpital le 15 juin, on commence le 20 un traitement par la morphine, dont on lui injecte d'abord 5 centigrammes par jour.

Au bout d'un mois, on est arrivé progressivement à 20 centigrammes par jour. La malade est maintenue ainsi dans un état de somnolence habituelle.

La pupille, qui est large de 4 à 5 millimètres, reste parfaitement sensible à l'action de la lumière : elle se rétrécit et se dilate à volonté (2).

OBSERVATION.

Louise Carpentier, âgée de quarante-deux ans, entrée le 3 mai 1875 à Lariboisière, salle Sainte-Élisabeth, n° 28, service de M. le docteur Guyot, est atteinte de douleurs atroces siégeant à la partie postérieure du

---

(1) Vibert (du Puy). *Journal de thérapeutique*, 1875, p. 130.

(2) Due à l'obligeance de M. Vincent, externe du service.

tronc, s'irradiant dans l'abdomen et l'estomac, et provoquant des vomissements glaireux souvent répétés. Il y a de plus des douleurs fulgurantes dans les membres et le cou.

M. Guyot croit à une névralgie du plexus solaire et craint en même temps une sclérose de la moelle.

Après de nombreux traitements restés inutiles, on se borne à des injections de morphine dont on porte rapidement la dose à 5, 10 et 12 centigrammes.

La pupille, examinée à toute heure de la journée, ne présente aucune modification. Elle reste, avant comme après les injections, parfaitement contractile et large de 3 à 4 millimètres (1).

Reste maintenant à savoir si l'examen de la pupille peut contribuer à la découverte et à l'emploi des antagonistes de l'opium. On l'a cru depuis longtemps (2), et aujourd'hui il est reconnu que la plupart des mydriatiques contrarient, en partie au moins, les effets de l'opium : le sulfate de quinine est peut-être le meilleur moyen de les combattre (3) ; nous verrons plus loin son action mydriatique; le café vient ensuite avec les mêmes propriétés, puis la belladone et l'atropine, dont l'antagonisme avec l'opium, aujourd'hui encore controversé, a été le sujet de tant de luttes. A la plupart des solanées, ajoutons l'aconit et l'aconitine; une expérience qui nous est personnelle

---

(1) Due à l'obligeance de M. Vincent, externe du service.

(2) Nous avons déjà parlé de cette question et de son historique dans nos préliminaires, p. 14. De plus, indiquons les trois thèses suivantes, dans lesquelles on trouvera d'amples renseignements :

Constantin Paul. De l'antagonisme en pathologie et en thérapeutique. Thèse d'agrégation. Paris, 1866, p. 92.

Faliu. De l'antagonisme entre les médicaments. Thèse de Paris, 1860, p. 4, 5, 6, 7 et suivantes.

Amiard Fortinières. Étude sur l'antagonisme de diverses substances toxiques et médicamenteuses. Thèse de Paris, 1872.

(3) A. Gubler. Antagonisme de l'opium et du sulfate de quinine. (*Bulletin de la Société médicale des hôpitaux,* 10 février 1858, et *Commentaires du Codex,* 2e édition, p. 268.)

montrera qu'en même temps que cette dernière substance détruit le myosis produit par la morphine, elle combat les autres symptômes de cette intoxication (1). Rappelons aussi que la strychnine est avantageusement neutralisée par l'opium ; mais, quant à cet agent, nous sommes loin de recommander la réciproque. Cette question sera reprise à mesure que nous rencontrerons les différents médicaments préconisés comme antidotes de l'opium.

Belladone.

Les propriétés mydriatiques de la belladone ont été reconnues par Van Swieten; cependant, c'est, croyons-nous, K. Himly qui les signala publiquement le premier (2). On sait aujourd'hui, d'une manière positive, que l'atropine est le seul principe constant et vraiment actif de la belladone. Des quantités infiniment faibles de cet alcaloïde suffisent pour amener la dilatation pupillaire: un deux cent millième de gramme la produit généralement. Il n'est nullement prouvé que des doses encore plus faibles aient un effet contraire; nous ne sommes pas parvenu, avec des doses de 3 à 6 millionièmes, à obtenir du myosis, ainsi que le veulent MM. Rossbach et Fröhlich (3); nous n'eûmes à constater aucune modification appréciable. Il n'y a donc pas ici de distinction à faire : l'atropine a des propriétés toujours mydriatiques; elle les possède à un degré plus énergique que tous les agents connus de la même classe et

(1) Voir art. *Aconit*, p.

(2) K. Himly. De la paralysie de l'iris causée par l'application locale de la belladone; utilité de ce médicament dans le traitement de plusieurs maladies des yeux. (Mém. traduit de l'allemand par A.-E. Ehlers. Paris, 1801, in-8°.)

(3) Rossbach et Frohlich. Untersuchungen über die physiologischen Wirkungen des atropine und physostigma auf pupille und herz. (*Verhaudhingen der physical uved.* Gesellschaft Wurzburg.)

les exerce également après l'absorption ou après une application locale. Cette propriété est tellement puissante que, même chez les herbivores rebelles à l'action toxique de la belladone, on observe le plus souvent de la mydriase quand ils sont nourris, quoique impunément, de feuilles ou de baies de belladone. Toutefois, chez le lapin, le cobaye et le rat, l'accoutumance peut nuire à la production du phénomène, qui, au bout d'un certain temps, n'est plus appréciable.

Chez l'homme, la dilatation pupillaire varie en intensité et en durée, suivant la quantité du médicament; sensible, quoique très-fugace, avec des doses très-faibles, elle persiste au contraire plusieurs jours avec une solution au centième. Chose remarquable, la mydriase dure d'autant moins longtemps qu'elle a été plus considérable: si son maximum a atteint 8 millimètres, le rétrécissement commence à survenir au bout de vingt-quatre heures; quand l'élargissement n'a pas atteint ce chiffre, il peut persister sans modification pendant plusieurs jours. Dans l'un et l'autre cas, la pupille ne se resserre que progressivement et en suivant une marche assez bien déterminée.

Voici un tableau indiquant, pour les solutions au centième, la durée d'action de l'atropine et la succession des périodes de resserrement. Nous l'empruntons à la thèse de M. le docteur Dubujadoux (1); il est tiré d'une moyenne de douze observations.

Dilatation maximum .	8^{mm},	dure	1 jour.
La pupille vient à....	7	—	3
—	6	—	1
—	5	—	2,5
—	4	—	1,5
—	3,5	—	0,4

(1) Dubujadoux. Action de l'atropine sur l'iris et l'accommodation. Thèse de Paris, 1873.

Ce tableau donne, on le voit, comme durée moyenne de la persistance d'action, dix jours et quatre dixièmes.

Produite par un collyre plus concentré, on a vu la mydriase se maintenir pendant des mois entiers et même toute la vie. Dans les cas les plus prononcés, l'iris, totalement effacé, ne s'accuse plus que par une étroite ligne circulaire ; il est complètement immobile, insensible à la lumière (1) comme aux autres excitants ; M. Claude Bernard a démontré que l'électricité appliquée au nerf de la troisième paire n'arrive pas à rétrécir la pupille ainsi paralysée.

Cet état est bien un phénomène local, car la dilatation de l'iris peut être des plus considérables dans l'œil soumis à l'action du collyre, sans production de troubles généraux et sans que la pupille du côté opposé soit le moins du monde affectée. La solution d'atropine est absorbée par la cornée, et l'humeur aqueuse peut, au bout d'un certain temps, être employée elle-même pour produire la mydriase (2); constamment, quand cette dernière est très-accentuée, elle s'accompagne de troubles notables de la vision. N'oublions pas de mentionner ce fait intéressant : à savoir que les affections inflammatoires de l'œil, et particulièrement celles de la cornée et de l'iris, diminuent et quelquefois même annulent l'action mydriatique de l'atropine. Dans ces cas, on devra donc toujours employer une solution assez forte et ne pas craindre d'en instiller plusieurs gouttes par jour. Ce traitement sera d'autant mieux supporté qu'il constitue un excellent moyen de calmer les douleurs qui accompagnent les phlegmasies oculaires dont il diminue même l'intensité.

---

(1) Weber prétend même que quand la lumière entre dans une pupille dilatée par la belladone, la dilatation augmente.

(2) Gosselin. *Gazette hebdomadaire*, 1855.

La belladone et l'atropine n'amènent pas une dilatation de la pupille également circulaire; la plus grande largeur de l'iris se voit très-distinctement dans la partie inférieure, tandis qu'en haut il n'en reste plus qu'une trace à peine appréciable. La dilatation commence ordinairement à s'opérer en haut et en dedans, et la pupille prend une forme quelquefois polygonale, quelquefois triangulaire (1). Du reste, la pupille n'est jamais absolument circulaire; ses trois diamètres, longitudinal, transversal et oblique, diffèrent entre eux, même à l'état normal; elle n'est pas non plus située au centre de l'iris, mais plutôt un peu vers l'angle interne.

Donnée à l'intérieur, la belladone, avons-nous dit, produit également la dilatation des pupilles, ainsi que des troubles visuels; mais ce n'est pas alors le premier phénomène de l'absorption du médicament : la sécheresse de la gorge et la soif précèdent ordinairement. Une dose très-faible est suffisante pour produire ces effets, et Brandes, qui découvrit l'atropine, rapporte que la seule vapeur de cet alcaloïde ou d'un de ses sels occasionne, avec de la céphalalgie, de la soif et un notable élargissement pupillaire.

L'explication physiologique des effets mydriatiques de la belladone a donné lieu aux théories les plus nombreuses; leur énumération, suffisante pour remplir un long volume, serait au moins inutile, car la plupart d'entre elles sont constituées par des affirmations pures et simples. Nous nous arrêterons seulement aux quatre hypothèses suivantes : paralysie du nerf de la troisième paire; activité accrue du grand sympathique; stupeur intense frappant les nerfs de sentiment, et particuliè-

---

(1) N.-G. Melchior (de Copenhague). Étude sur la mydriase et la dilatation de la pupille en général. (*Annales d'oculistique*, 1844, t. XII.)

rement ceux de la sensibilité spéciale rétinienne; paralysie directe du sphincter iridien ou tétanisme des fibres radiées.

La première théorie, celle qui invoque la paralysie du moteur oculaire commun, s'appuie sur l'impossibilité où l'on est, après l'influence de la belladone, d'agir sur ce nerf par l'électricité, et aussi sur les symptômes caractéristiques, constatés quelquefois, de strabisme, de diplopie, de prolapsus de la paupière supérieure, etc. (1). Cette théorie repose sur des faits évidemment certains; mais elle ne suffit pas cependant, puisque, après la section de la troisième paire, l'atropine n'a presque rien perdu de son action, ainsi que l'ont prouvé Budge et Cl. Bernard. Dans les cas de paralysie de ce nerf, l'atropine agit encore sur la pupille (2), ainsi que dans les cas où l'on a coupé tous les nerfs ciliaires (3). En outre, on sait qu'avec une paralysie complète de la troisième paire, il n'y a jamais qu'une mydriase moyenne.

La seconde hypothèse admet un accroissement d'activité du sympathique; elle nous semble bien plus discutable. Même galvanisé très-fortement, ce nerf ne détermine pas une dilatation aussi forcée que la belladone; il est vrai que l'expérience n'a pas été faite sur des animaux ayant la troisième paire paralysée, comme c'est le cas avec l'atropine. Une objection plus positive est celle qui nous montre, « dans le cours de l'atropisme toxique, une rougeur scarlatiniforme à la place de la pâleur tégumentaire et du retrait vasculaire qui devraient exister (4). »

---

(1) Meuriot. De la méthode physiologique en thérapeutique, et de ses applications à la belladone. Thèse de Paris, 1868, p. 122.

(2) Meuriot. *Loc. cit.*, p. 134.

(3) Cependant, après la section du sympathique cervical, la dilatation ne s'obtiendrait plus. (Trasbot, *Société de thérapeutique.*)

(4) A. Gubler. Commentaires thérapeutiques, 2e édition, p. 751.

La troisième théorie a des preuves puissantes à son actif. La belladone stupéfie les nerfs de sentiment; or, on sait que l'anesthésie du trijumeau provoque la mydriase. La belladone diminue en même temps l'excitabilité de la rétine; il est naturel que le réflexe iridien soit diminué ou aboli. Cette obtusion de l'impressionnabilité rétinienne est telle, que M. le professeur Gubler explique par elle les hallucinations du délire atropique, en admettant une persistance morbide sur la rétine des impressions visuelles qui, trop lentement transmises, n'amènent plus au cerveau que les perceptions troublées d'images confondues.

Enfin, on admet encore généralement une action propre de l'atropine sur les fibres musculaires de l'iris; cette action paraît exister réellement : le sphincter relâché semble paralysé; le dilatateur, au contraire, se contracte énergiquement; on l'a vu se contracter encore quand les fibres circulaires avaient été coupées. Melchior (de Copenhague), après avoir amené par l'extrait de belladone une énorme mydriase dans un des yeux d'un lapin, tue l'animal et observe qu'après la mort, les deux pupilles reviennent à la même grandeur, ce qui semble impliquer un état actif de l'iris que la mort fait cesser. Nous pensons, quant à nous, que l'action sur les muscles pupillaires est de nature paralytique, et nous rapprochons cet état de celui qui se produit, par exemple, au sphincter utérin.

Nous le voyons, des quatre hypothèses précédentes, aucune n'est entièrement à rejeter; aucune ne suffit à expliquer par elle seule la mydriase atropique. L'eclectisme est donc ici de rigueur, et nous admettons que toutes les causes précédentes s'accordent pour concourir au même résultat. Cette doctrine est enseignée par M. le professeur Gubler; c'est la seule acceptable. Nous remarquerons, toutefois, que le fait dominant consiste dans la stupéfaction, la dépression générale accompagnée d'ischémie de la substance nerveuse révélée par le retrait des vaisseaux de l'iris et la pâleur du fond de l'œil. Nous en tirerons pour conclusion que, à l'inverse de l'opium, la belladone sera avantageusement employée dans la fièvre avec excitation, dans le délire congestif, et nous répéterons, avec Corrigan, Graves, Anderson, etc., que, dans ces cas, l'état de la pupille sera un guide des plus utiles, tant pour nous déterminer à faire usage des préparations de belladone que pour nous permettre d'en surveiller l'emploi (1).

Nous avons déjà dit, à l'occasion de l'opium, que c'est l'examen pupillaire qui mit sur la voie des effets antagonistes de l'opium et de la belladone, ou, du moins, qui introduisit cette question dans la science, car, dès 1570, elle était du domaine de la pratique empirique: Prosper Alpin, Petro Perra et Mathia de Lobel nous ont laissé des renseignements à ce sujet. Mais, en 1853, Anderson raisonna physiologiquement cette question, et un de ses malades atteint de *delirium tremens*, ayant été jeté dans le coma par les opiacés, il remarqua l'état de contraction extrême des pupilles et se décida à administrer toutes les demi-heures une drachme de teinture de belladone. Au bout de quatre heures et demie, six drachmes de teinture ayant été ingérées, et le coma ayant cédé, les pupilles étaient très-dilatées; le pouls et la respiration semblaient très-satisfaisants (2). Anderson relata encore plusieurs faits de même ordre (3), et, en 1859, Benjamin Bell publia sur ce sujet un

---

(1) Nous engageons à consulter, pour tout ce qui a trait à la belladone, avec les auteurs déjà cités, les œuvres suivantes : TROUSSEAU, art. *Belladone* du dictionnaire en 30 vol., avec la bibliographie de Dezeimeris; HIRTZ, même article, dans le nouveau dictionnaire de médecine et de chirurgie pratique de Jaccoud.

(2) Thomas ANDERSON. Ranking's Half-Yearly abstract, vol. XXII, p. 303.

(3) *Edimburgh medical an surg. journal,* t. XVIII, p. 377.

travail intéressant qu'il avait lu devant la Société physiologique d'Édimbourg (1). L'impulsion une fois donnée, cette question devint la source d'importants travaux et de nombreuses observations; mais, chose étonnante, et qui montre bien les difficultés d'un pareil problème, elle est loin d'être résolue. L'action sur la pupille est, sans aucun doute, inverse; seulement cette différence d'action sur un organe n'implique pas que tous les effets soient contraires sur tous les points de l'économie. Ils le sont cependant sur le sympathique; ils le sont même sur les centres nerveux que l'opium excite et congestionne, que la belladone déprime et anhémie. Sans avoir dans l'antagonisme de ces deux substances une confiance absolue, nous n'hésiterions pas à essayer leur neutralisation l'une par l'autre dans un cas d'intoxication; surtout dans une intoxication atropique, nous nous servirions volontiers de l'opium. Contre l'opium, au contraire, nous croyons d'autres agents plus efficaces que la belladone; mais, quant à cette dernière, nous serions en partie rassuré si l'opium administré réussissait, dans un empoisonnement, à faire céder la mydriase. Remarquons, avant de terminer cette question, que, d'après les expériences de Denis (2), il serait important d'employer la morphine elle-même ou un de ses sels; en effet, les autres alcaloïdes de l'opium, la codéine, la narcéine, sont à peine antagonistes de l'atropine, et même, avec des injections simultanées d'atropine et de narcéine, on obtient une dilatation pupillaire plus considérable qu'après des injections d'atropine seule.

Nous parlerons plus loin de deux autres importants

---

(1) Benjamin Bell. Des rapports thérapeutiques réciproques de l'opium et de la belladone. (Traduit en français dans l'*Union médicale* du 17 février 1859.)

(2) Denis. *Gazette hebdomadaire*, 1869, p. 99.

antagonistes pupillaires de l'atropine, l'ésérine et la muscarine (1).

Mandragore.

L'*atropa mandagora*, employée par les anciens comme anesthésique est aujourd'hui à peu près abandonnée. Elle dilate la pupille ; du reste, elle possède les vertus de la belladone à un degré moindre. Récemment en Angleterre, le docteur Richardson (2) a essayé de tirer cette plante de l'oubli dans lequel elle

---

(1) Consulter, pour la question de l'antagonisme entre l'atropine et l'opium, avec les auteurs précédemment cités dans cet article, les ouvrages suivants :

BOUCHER (de Lille). Observation où l'opium a conjuré les effets de la belladone. (*Journal de médecine, chirurgie et pharmacie*, t. XXIV, 1766.)

CAZIN. Traité des plantes médicinales indigènes, 1855.

BÉHIER. *Union médicale,* juillet 1859.

BROWN-SÉQUARD. *Journal de la physiologie de l'homme et des animaux,* 1860.

ONSUM. Schmidt's Jahrbucher, B 123, p. 288.

LEE. *American Journal of med. sciences*, janvier 1862, et *Bulletin de thérapeutique,* 1862.

HORRIS. *American Journal of med. sciences*, octobre 1862.

Angelo PAMA. *Gazette hebdomadaire,* 10 avril 1863.

DE BOIS. *Gazette des hôpitaux*, 1864.

CAMUS. Étude sur l'antagonisme de l'opium et de la belladone. Thèse de Paris, 1865.

ORFILA. Art. *Atropine* du dictionnaire encyclopédique des sciences médicales.

DUNCAN. Archives de médecine, 1864.

Léon BLONDEAU. Deux observations. (*Archives de médecine*, 1865.)

LUBELSKY. *Gazette hebdomadaire,* 1865.

DODEUIL. *Bulletin de thérapeutique,* 1865.

John HARLEY. The old vegetable Neuratics, 1869.

TROUSSEAU. *Bulletin de thérapeutique*, t. LXXII, p. 320, puis les thèses déjà citées de Constantin PAUL, 1866, et Amiard FORTINIÈRES, 1872.

Et plusieurs observations dans :

Philadelphia med. times (novembre 1873).

American Journal of med. sciences, avril 1873.

Journal de thérapeutique, vol. I, 1874, p. 235.

(2) RICHARDSON. *British and for. med. chir. Review,* janvier 1874.

est tombée; ses expériences sur les oiseaux avec la teinture de racine de mandragore ont donné des résultats sensiblement analogues à ceux qu'obtint autrefois Flourens (1) avec l'extrait de belladone.

Chez l'homme, on voit se produire de la narcose accompagnée de mydriase et de troubles visuels.

Datura.

Le *datura stramonium* ou pomme épineuse renferme comme principe actif un alcaloïde, la daturine, dont la ressemblance avec l'atropine existe, non seulement pour l'identité de composition chimique, mais encore pour l'analogie des effets physiologiques.

Donnés à l'intérieur, à faible dose, le *datura* et la daturine dilatent la pupille et produisent, avec des vertiges et des troubles de la vue, la sécheresse de la gorge propre à la plupart des solanées. Ingérés en quantité plus considérable, ils augmentent la mydriase qui atteint ses dernières limites en même temps que l'iris s'insensibilise complètement, et cette extrême dilatation pupillaire persiste jusqu'à la terminaison fatale, quand elle arrive; si, au contraire, le malade revient à la vie, sa vue reste encore troublée pendant plusieurs jours.

Les effets d'une solution de daturine appliquée localement sur l'œil sont ceux de l'atropine, peut-être à un degré un peu plus faible; mais, en revanche, elle ne produit aucune irritation topique. Aussi Jobert de Lamballe avait-il, dans son service, remplacé l'atropine par la daturine, et il attribuait à cette

---

(1) FLOURENS. Recherches et expériences sur les fonctions du système nerveux. Paris, 1824.

dernière une plus grande intensité d'action et une persistance plus longue de ses effets.

Aujourd'hui, d'un résumé de dix-sept observations récentes (1), nous pouvons conclure que la daturine a une action aussi prompte et aussi sûre que l'atropine. Quelquefois elle a produit la mydriase que celle-ci n'avait pu amener; quelquefois elle est restée impuissante.

En outre, dans certaines kératites vasculo-plastiques, il semble de règle qu'elle agisse, alors que l'atropine est restée sans effet; et, même dans les cas les plus rebelles, où elle demeure incapable de produire la mydriase, elle n'est pas inactive, en ce sens qu'elle diminue le calibre des vaisseaux de la cornée (2).

Tabac.

L'action du tabac et de la nicotine sur l'iris varie; aussi a-t-elle été diversement interprétée. La dilatation pupillaire est le phénomène le plus fréquemment observé; tout le monde a rencontré de jeunes fumeurs imprudents atteints, après leur première pipe ou même leur premier cigare, d'un état voisin de la syncope, avec nausées et dilatation des pupilles.

Bon nombre d'observations recueillies par Mackensie, Marshall Hall, etc., et relatées dans une thèse soutenue en 1866 sur le tabac (3), autorisent à admettre que, le plus habituellement, la mydriase est un des effets physiologiques produits par l'absorption du tabac.

Ce symptôme s'observe également dans les intoxications

---

(1) *Journal d'oculistique* du docteur Fano, août et septembre 1875.

(2) *Loc. cit.*

(3) Lefébure. Thèse de Paris, 1866.

graves; il a été signalé dans une observation rapportée par M. le professeur Bouchardat d'après Tavignot : 60 grammes de tabac avaient été ingérés; la mort s'ensuivit. Orfila, MM. Cl. Bernard et von der Corput ont, dans différentes circonstances, vu également ce phénomène; nous croyons qu'il appartient en propre à l'action du tabac. Cette action se caractérise souvent, il est vrai, par des nausées et des convulsions, éléments morbides qui amènent, comme on sait, la dilatation des pupilles; mais quand ils manquent, elle se produit encore habituellement; ces symptômes ne font donc que concourir à sa production et ne sauraient en être la cause efficiente.

M. Cl. Bernard a prouvé que l'action de la nicotine s'exerce sur le grand sympathique et, par son intermédiaire, sur le système vaso-moteur (1). C'est aussi par son entremise que se dilatent les pupilles; quand il est coupé, elles se contractent comme si l'animal n'était pas intoxiqué.

EXPÉRIENCE.

On fait à une chienne la section des deux sympathiques, et en même temps des deux nerfs vagues, unis chez le chien... Alors on administre à l'animal trois gouttes de nicotine dans le tissu cellulaire sous-cutané....

Au bout de douze minutes, la pupille est contractée, comme cela a lieu après la section des pneumogastriques.

D'autres expériences, d'un ordre tout différent, confirment ce que nous avançons : des lapins auxquels on injecte à la fois de l'ésérine et de la nicotine n'offrent pas de modification

(1) Cl. Bernard. Leçons sur les substances toxiques et médicamenteuses. Cours de médecine du collége de France, 1857, XXVIIe leçon, p. 400 et suivantes.

des pupilles (1). Les deux effets sont donc contraires ; ils se contrebalancent et maintiennent la normale.

Ainsi, dans son action diffusée, le tabac ne s'écarte point par son influence sur l'iris des autres solanées ; il n'en est plus de même quand il est appliqué directement sur l'œil. Cela s'explique facilement : le tabac et la nicotine déterminent localement une irritation très-vive ; il est tout naturel que le myosis s'ensuive. De là vient cette opinion assez répandue et que nous croyons erronée, à savoir que le tabac produit l'atrésie pupillaire (2) ; cette atrésie existe, mais due à l'irritation oculaire ; celle-ci diminuant fait place à la mydriase, au point que Reil a pu dire qu'on obtenait d'abord du rétrécissement des pupilles, suivi au bout d'une demi-heure de leur dilatation.

Cependant, il faut admettre que, parfois, même pris à l'intérieur, le tabac a une action myosique ; elle s'observe surtout quand il est donné en quantité considérable, dans un but criminel par exemple. Ses effets sont alors, grâce à une phlogose intense, à peu près ceux des poisons corrosifs, et l'on sait que ces derniers rétrécissent la pupille. C'est ainsi que nous nous expliquons plusieurs faits relatés par les médecins légistes, et que nous interprétons les expériences de Hirschmann et de Szerlecki.

Jusquiame.

Les propriétés de la jusquiame et de son principe actif, que découvrit Brandes, et auquel il donna le nom d'hyosciamine

---

(1) Amagat. Recherches expérimentales sur l'antagonisme en thérapeutique. (*Journal de thérapeutique,* 1875, p. 302.)

(2) Abadie. Art. *Iris* dans le dictionnaire de Jaccoud.

(*hyosciamus niger*), diffèrent peu de celles que nous avons reconnues à la belladone et au *datura;* du reste, ces plantes se rapprochent par leurs caractères botaniques, et nous sommes persuadé que si l'on arrivait à extraire de la jusquiame un alcaloïde franchement défini, il serait à peu près, sinon totalement, identique à l'atropine et à la daturine. C'est assez dire que l'action exercée sur la pupille par cette solanée est constamment mydriatique. Charles Himly decouvrit cette propriété, qui se manifeste également quand la jusquiame ou son extrait sont appliqués directement sur le globe oculaire, ou quand ils affectent toute l'économie par action diffusée. Mais, contrairement à ce qu'on a dit autrefois et, depuis, souvent répété (1), notre observation personnelle ne nous permet pas de reconnaître à l'hyosciamine une puissance mydriatique plus considérable qu'à l'atropine. Quant à l'intensité de ses effets, quant à la rapidité de leur production et à leur persistance, l'hyosciamine est certainement beaucoup moins active que l'atropine; en outre, la solution employée doit être au centième pour amener des modifications appréciables; or, on sait que le collyre à l'atropine, journellement en usage chez les praticiens, n'est qu'au millième. Ainsi, sous le rapport des doses, l'atropine est dix fois plus puissante que le principe de la jusquiame. Voici, du reste, pour préciser notre dire, les résultats moyens de nombreuses expériences : une solution au millième n'amène aucun changement dans l'état de la pupille après des instillations plusieurs fois répétées. Trois gouttes au moins d'une solution au centième sont nécessaires pour produire la dilatation pupillaire. Cette dernière se manifeste environ une demi-

(1) Reissinger. Des effets de l'hyosciamine et de l'atropine. (*Medic. und Chir. Zeitung*, 1826. — *Extrait des archives générales de médecine*, t. XVIII, p. 302.) Trousseau et Pidoux. Traité de thérapeutique, 8e édition, vol. II, p. 225.

heure après l'instillation; elle augmente pendant une heure, et après quatre ou cinq heures, l'effet a le plus souvent disparu. Avec une telle solution, du reste, la pupille est loin d'atteindre le maximum de sa dilatation; l'iris reste contractile et sensible aux influences de lumière et d'obscurité.

Le collyre au vingtième, employé aux mêmes doses, a une action plus rapide, mais qui surtout s'accentue bien davantage, persiste beaucoup plus longetmps et abolit totalement les mouvements de l'iris.

Une seule goutte d'une solution au dixième amène une mydriase assez marquée pour qu'après une heure l'iris soit accusé seulement par un mince cercle noirâtre, qui, au bout de trois heures, disparaît complètement. Cette énorme dilatation ne commence à céder qu'après plusieurs jours, et nous l'avons vue encore appréciable après le sixième jour.

Des solutions plus fortes ont une action irritante très-prononcée, et nous croyons que si, malgré son prix très-élevé, on adoptait l'usage de l'hyosciamine pour la thérapeutique oculaire, c'est la solution au vingtième, à la dose d'une goutte à la fois, qui devrait être employée.

Morelle noire.

La morelle, *solanum nigrum*, est connue depuis longtemps comme produisant la mydriase. Nous ne citerons pas les diverses observations relatées à ce sujet. Rappelons seulement le double cas publié par M. Magne (de Souillac) (1). Deux petites filles de trois ans et demi, ayant mangé des feuilles de morelle, présentèrent des symptômes graves, avec délire et dila-

(1) *Gazette des hôpitaux*, septembre 1859.

tation énorme des pupilles. L'une d'elles mourut le soir même; l'autre, qui avait moins mangé de ces feuilles, était guérie le lendemain; mais les pupilles restèrent dilatées pendant un certain temps.

Le suc de la morelle appliqué sur l'œil occasionne encore une légère dilatation des pupilles avec insensibilité à la lumière. Ces effets peuvent durer de deux à cinq heures (1). En friction autour des yeux, ce même suc de morelle a à peu près les mêmes résultats (2).

Hachisch.

Peu employé en médecine, le *cannabis indica* nous semble n'avoir, du moins à des doses modérées, qu'une bien faible action sur la pupille. M. Gubler cite la mydriase comme un des symptômes de l'intoxication par le hachisch; mais cet effet ne peut s'obtenir par l'introduction directe de la résine du haschich dans l'œil.

Quant à nous, à plusieurs reprises, nous avons pris de l'extrait hydro-alcoolique de *canabis indica* à des doses variant de 10 à 25 centigrammes. l ne s'est produit aucun phénomène pupillaire appréciable; et quant aux symptômes généraux, ils nous ont semblé se rapprocher beaucoup de ceux que produit l'ingestion des opiacés.

---

(1) Dunal. Histoire naturelle, médicale et économique des *solanum* et des genres qui ont été confondus avec eux. Thèse de Montpellier, 1813.

(2) M. le professeur Vulpian a montré que le suc de la douce-amère (*solanum dulcamara*), employé de la même manière, produisait aussi de la dilatation légère des pupilles. On sait que la morelle noire et la douce-amère renferment le même alcaloïde, la solanine.

Aconit.

Les renonculacées toxiques, dont l'*aconitum napellus* est le principal type, ont généralement été considérées comme produisant du côté de la pupille des effets myosiques. Le profesfesseur Schroff (de Vienne), réfutant cette opinion comme erronée, est lui-même, en publiant un mémoire sur ce médicament (1), tombé dans l'erreur opposée en affirmant que, topiquement appliqué sur l'œil, l'aconit dilate la pupille. Il est constant, au contraire, que l'aconit, qui, par ses effets généraux, se manifeste comme mydriatique (2), amène l'atrésie pupillaire par son action locale, probablement grâce à la production d'une vive irritation oculaire.

L'aconitine possède les mêmes propriétés. C'est d'aconitine amorphe (Hottot et Liégeois), que nous nous sommes servi pour nos expériences.

EXPÉRIENCE (26 juillet 1875).

Grenouille de moyenne taille.

1 heure 40. Nous injectons dans le sac lymphatique dorsal un milligramme d'aconitine en solution dans l'alcool.

Immédiatement contraction violente de tout le corps.

L'animal semble se resserrer sur lui-même et se rétrécir.

Les pupilles ont 2 millimètres de diamètre.

1 heure 50. Nouveau milligramme.

La sensibilité est émoussée; le pincement du sciatique ne produit pas de résultats ; la tête est fléchie, les paupières relevées sur l'œil.

---

(1) *Union médicale*, juin et juillet 1854.

(2) Nous ne prétendons pas nier les exceptions; nous en trouvons un exemple dans le mémoire du docteur Giuseppe Levi, de l'Université de Pise. Notes de thérapeutique comparée : *Aconit* et *Aconitine*. (*Journal de thérapeutique*, 2e année, 1875, p. 419.)

Nous introduisons à l'intérieur de la paupière gauche une goutte de la solution d'aconitine.

2 heures. Sidération complète.

Un demi-milligramme.

2 heures 5. *La pupille droite est plus large qu'avant l'expérience. La gauche, sur laquelle a été appliquée la solution, s'est rétrécie; mais cet effet dure peu, et cette pupille reprend bientôt ses dimensions premières. La droite a continué à s'élargir. Elle a maintenant un peu plus de 3 millimètres.*

2 heures 15. *La mydriase augmente toujours.*

4 heures. L'animal, complètement insensible, ne donne plus signe de vie.

4 heures 40. Nous ouvrons le thorax; le cœur bat encore, quoique très-faiblement.

Après la mort, les pupilles se rétrécissent; elles arrivent à n'avoir plus qu'un millimètre de diamètre transversal.

Elles ont l'aspect d'une simple fente.

Ainsi donc, rétrécissement par action locale, dilatation par effet diffusé, tels sont les symptômes déterminés par l'aconitine; mais, chose étonnante, il faut y joindre, chez la grenouille, un retrécissement très-marqué qui arrive après la mort. Ce rétrécissement, nous l'avons constamment observé, est toujours extrêmement prononcé.

L'expérience suivante montre le plus clairement possible la succession des deux phénomènes.

EXPÉRIENCE (27 *juillet* 1875).

2 heures 15. Injection d'un demi-milligramme d'aconitine dans le sac lymphatique dorsal d'une grenouille de taille moyenne.

Cinq minutes après l'injection, mouvements répétés et sorte de contraction de tout le corps de l'animal qui, replié, pour ainsi dire, sur lui-même, semble devenu plus petit. Cris répétés.

2 heures 25. Nouveau demi-milligramme.

Bientôt après, légère contraction des pupilles.

2 heures 35. *La contraction pupillaire que nous venons de noter n'a point persisté ; les pupilles ont repris les dimensions qu'elles avaient avant l'expérience.* Il y a de l'anesthésie. L'excitation du sciatique ne détermine point ou peu de mouvements musculaires ; mais elle amène des cris.

2 heures 50. Un demi-milligramme.

Prostration complète ; *les pupilles se dilatent graduellement ; elles deviennent bientôt énormes.*

Le pincement du sciatique est de moins en moins perçu.

Les pupilles, encore plus largement dilatées, ne présentent plus qu'un limbe très-rétréci d'iris.

Les paupières sont relevées sur les yeux, et la vie se manifeste seulement quand on essaie d'abaisser la paupière ; il se produit alors de légers mouvements.

3 heures 5. Un demi-milligramme.

Dilatation extrême et persistante des pupilles.

3 heures 10. Quelques mouvements spontanés ; cependant l'hébétude est complète. Lorsqu'on excite le sciatique, ce n'est qu'une quinzaine de secondes après que l'animal se réveille un peu et présente quelques secousses musculaires.

3 heures 50. Nous injectons en une seule fois 2 milligrammes d'aconitine, et nous observons quelques soubresauts au moment de l'injection.

4 heures 10. Insensibilité complète.

La dilatation pupillaire persiste aussi prononcée.

Le lendemain, à huit heures du matin, la grenouille morte est dans un état de complète résolution musculaire ; *mais les pupilles sont devenues extrêmement étroites et véritablement punctiformes.*

Chez l'homme, le phénomène de dilatation pupillaire, sous l'influence de l'aconitine, est également très-appréciable ; il a été signalé dans les cas d'empoisonnement, du reste rares dans la science, par l'aconit et l'aconitine (1) ; mais on n'a pas, à notre

(1) ALTHILL. Empoisonnement par l'aconit. Guérison. (*Dublin quaterly journal of medical sciences*, 1861, et *Archives générales de médecine*, 1861, t. II, p. 481.)
H. THOMPSOM. Case of poisoning by aconite; death; necropsy. (*Britann. medic. journal*, 25 novembre 1872.)

connaissance, remarqué de contraction survenant après la mort.

Même à doses thérapeutiques, nous avons vu l'aconit déterminer une certaine dilatation pupillaire. Deux malades soignés à Baujon au mois de juillet dernier, dans le service de M. Gubler, présentèrent ce symptôme. L'un était un homme couché au nº 29 de la salle Saint-Louis ; on lui donnait trois granules d'aconitine par jour. L'autre malade (salle Sainte-Marthe, nº 15 *bis*), prenait pour une névralgie faciale un milligramme d'aconitine chaque jour; comme le précédent, elle offrit un élargissement des pupilles assez accentué.

Cherchons quelle peut être la raison physiologique de la mydriase produite par l'aconit. Il nous semble qu'elle se tire des considérations suivantes: l'aconit et l'aconitine ont une action stupéfiante élective sur les extrémités des nerfs sensitifs; le trijumeau surtout est spécialement affecté, d'où la puissance héroïque de cet agent contre les névralgies de la cinquième paire. D'un autre côté, il est parfaitement démontré que ce nerf possède une influence considérable sur les mouvements de l'iris; son excitation en provoque le resserrement; il nous semble hors de doute que son anesthésie doive en favoriser la dilatation. Ce qui tend encore à confirmer dans notre esprit cette manière de voir, c'est justement la faible puissance mydriatique de l'aconit; les autres influences nerveuses n'étant pas détruites, doivent nécessairement empêcher la pupille d'atteindre aux limites extrêmes de sa dilatation, et Trousseau a pu dire (1) que les solanées vireuses sont, sous le rapport mydriatique, infiniment préférables à l'aconit. De récentes expériences dues à M. le docteur Laborde tendraient à confirmer l'opinion

(1) TROUSSEAU. Art. *Aconit* du dictionnaire de médecine en 30 vol.

qui admet aussi de la part de l'aconit une certaine excitation du sympathique (1) ; en effet, ce nerf étant coupé au cou, d'un seul côté, chez le lapin, on injecte de l'aconitine : la pupille du côté sain se dilate; l'autre, au contraire, demeure très-contractée. Ne pourrait-on plutôt interpréter ce fait comme preuve à l'appui de la théorie précédente? La faible intensité d'action de l'aconit sur la pupille ne lui permettrait plus de contrebalancer et de détruire, par la seule stupéfaction du trijumeau, les effets myosiques de la troisième paire devenue prédominante.

L'aconitine est, à certains égards, l'antagoniste de l'opium. Nous avons obtenu très-manifestement l'antagonisme pupillaire; mais les effets généraux, qui ont d'abord paru se combattre, se sont ensuite ajoutés pour amener la mort de l'animal.

EXPÉRIENCE (28 juillet 1875).

Une grenouille qui avait absorbé la vieille 45 milligrammes de chlorhydrate de morphine est trouvée à une heure de l'après-midi dans un état de mort apparente; l'insensibilité est complète, et *les pupilles sont extrêmement étroites.*

Nous injectons un demi-milligramme d'aconitine en solution alcoolique.

Au bout de cinq minutes, *les pupilles se dilatent*, et l'excitation du sciatique, qui n'était plus perçue, commence à amener des mouvements convulsifs.

1 heure 10. Nouveau demi-milligramme.

1 heure 12. Mouvements divers, soubresauts répétés. *La dilatation pupillaire a augmenté.*

1 heure 20. Un demi-milligramme.

---

(1) D'ailleurs révélée par les symptômes généraux de réfrigération et de retrait des capillaires (GUBLER).

La dilatation des pupilles persiste et continue à augmenter. L'excitation du sciatique n'amène plus de réflexes.

1 heures 50. L'animal est insensible et complètement immobile.

2 heures 15. Cet état persiste, et bientôt la mort est confirmée.

Ciguë.

La pupille est dilatée par la ciguë, c'est un fait généralement admis; nous ne saurions en contester l'exactitude, du moins pour la ciguë passée dans le torrent circulatoire, car, appliquée directement sur l'œil, le suc de cette ombellifère, ou la conicine en solution dans l'eau, en rétrécissent manifestement le diamètre. Nous avons pu constater d'une façon qui ne laisse point de place à l'équivoque cet effet, devenu appréciable environ dix minutes ou un quart-d'heure après l'application; nous pensons que l'irritation de l'œil engendrée par un principe aussi violemment âcre en est la cause déterminante et efficace.

Prise à l'intérieur, la conicine, même à faibles doses, dilate déjà largement la pupille, et le phénomène est encore plus apparent après absorption de masses considérables: la mydriase est alors extrême, persiste jusqu'après la terminaison fatale, et les médecins légistes ont, sur le cadavre des personnes empoisonnées par la ciguë, constamment noté ce signe, qui résiste à la mort.

Les animaux à sang froid, la grenouille, par exemple, supportent des quantités considérables de cicutine, eu égard à leur volume; cependant ils ne sont pas réfractaires à son action: ils succombent au bout d'un temps qui varie avec les doses; mais, chose curieuse, chez eux, à mesure que les effets stupéfiants se manifestent, les pupilles se resserrent, et la mort les surprend en cet état.

EXPÉRIENCE (30 juillet 1875).

Grenouille de moyenne taille. *Les pupilles sont très-larges au début de l'expérience.*

2 heures 20. Nous injectons sous la peau du dos un demi-milligramme de cicutine en solution dans l'eau. A plusieurs reprises, l'animal fait de violents mouvements pour s'échapper.

2 heures 30. Un demi-milligramme.

2 heures 40. Un demi-milligramme.

2 heures 45. Le pincement du sciatique est très-sensible ; il provoque une violente réaction et des cris prolongés.

2 heures 50. 1 milligramme. *Les pupilles sont toujours très-larges, plus même qu'au début de l'expérience.*

3 heures 5. 1 milligramme. L'animal est aussi vivace que précédemment.

3 heures 15. 2 milligrammes.

3 heures 25. 2 milligrammes.

3 heures 38. La résolution musculaire commence.

3 heures 45. La résolution augmente. *Les pupilles sont toujours très-larges.* Nous injectons 2 milligrammes.

3 heures 55. La résolution musculaire s'accentue ; *en même temps on observe une légère contraction de l'iris.*

4 heures. 2 milligrammes. Nous avons laissé tomber sur l'œil droit une goutte de cicutine. *Au bout d'un quart-d'heure, nous notons un rétrécissement très-marqué de la pupille de ce côté.*

4 heures 10. *Le myosis se prononce des deux côtés, mais toujours plus accentué à droite.*

4 heures 15. Le sciatique est mis à nu ; excité, il ne produit qu'une très-faible réaction, *mais amène une dilatation passagère des pupilles.*

Pas de nouveaux phénomènes jusqu'à la mort, qui arrive au bout d'une heure.

Nous nous abstenons d'essayer une explication physiologique plus ou moins rationnelle de cette différence ; nous n'en voyons point de satisfaisante ; aussi n'insistons-nous pas davantage sur ce fait, qui n'offre, après tout, qu'un intérêt de pure curiosité.

Acide cyanhydrique.

Nous réunissons sous ce titre ce que nous avons à dire des cyaniques en général ; c'est en effet à l'acide cyanhydrique qu'ils renferment que les substances telles que l'eau de laurier-cerise, les amandes amères, doivent leurs propriétés.

A doses faibles ou moyennes, thérapeutiques en un mot, les cyaniques semblent n'amener aucune modification pupillaire; nous n'en avons jamais observé. Au contraire, au nombre de leurs effets toxiques, les cyaniques comptent la dilatation habituelle des pupilles ; plusieurs causes concourent à la produire. L'acide cyanhydrique met obstacle à l'accomplissement de l'hématose (1) ; par une action toxique sur le globule sanguin, il produit une véritable asphyxie. La mydriase accompagne ordinairement cette dernière; à cette asphyxie subite se joignent, par cessation brusque de l'influence vivifiante du sang oxygéné sur les centres nerveux, des convulsions et des spasmes ; les muscles iridiens n'en sont pas exempts.

Quelques médecins oculistes ont, à la suite de M. Desmarres, employé contre certains cas de photophobie intense l'acide cyanhydrique joint à l'atropine ou à l'extrait de belladone; les effets mydriatiques de cette dernière n'en ont point paru contrariés.

Curare.

Ce curieux et redoutable poison indien n'a pas sur la pupille d'effets immédiats bien saisissants ; il ne commence à la

---

(1) A. Gubler. Commentaires thérapeutiques du Codex, 2e édition, p. 573.

modifier qu'après avoir imprégné l'organisme et commencé à manifester son action sur tout le système moteur de la vie animale. L'iris, composé de fibres lisses, n'est impressionné qu'assez tardivement; il l'est cependant alors d'une façon bien évidente, toujours la même avec les mêmes doses; il se contracte, et, à mesure que la paralysie musculaire fait des progrès, le resserrement pupillaire augmente. Mais si l'expérience est poussée trop loin, les muscles respirateurs sont immobilisés, le diaphragme s'arrête, les sphincters se relâchent, et en même temps qu'arrive l'asphyxie, les pupilles se dilatent largement et restent en cet état jusqu'à la mort, qui ne tarde pas à arriver.

EXPÉRIENCE (*29 juillet 1875*).

Chienne de moyenne taille. *Les pupilles, normales et très-sensibles à la lumière, ont environ 6 millimètres de diamètre.*

2 heures 55. Nous injectons sous la peau du dos 1 milligramme de curare en solution aqueuse.

3 heures 5. *Aucune modification pupillaire.* Tranquillité générale.

Nous injectons 1 milligramme.

3 heures 30. 2 milligrammes.

3 heures 40. *Rien à noter du côté des pupilles;* du reste, on n'observe encore aucun effet généralisé. Les gémissements sont continuels.

5 milligrammes.

3 heures 55. 5 milligrammes. Nous observons bientôt une légère contraction de l'iris.

4 heures 5. 10 milligrammes.

4 heures 15. 10 milligrammes.

4 heures 25. *Le myosis s'accentue;* en même temps on note un affaiblissement musculaire prononcé.

4 heures 35. Nous injectons à la fois 20 milligrammes. Bientôt après, nous observons quelques mouvements convulsifs. *Les pupilles se contractent de plus en plus ; elles ont maintenant à peine 3 millimètres de diamètre.* La résolution musculaire est complète, sauf les paupières, qui sont toujours mobiles et clignotantes.

4 heures 40. *Les pupilles, encore plus rétrécies, sont devenues presque insensibles à l'action de l'obscurité.* La respiration a beaucoup diminué de fréquence. La dernière injection n'est pas encore entièrement absorbée.

4 heures 45. Il y a des frémissements des muscles peauciers du cou.

4 heures 55. Les paupières sont immobiles. Convulsions ; la bave sort de la gueule, défécation et miction. *La pupille se dilate ; son diamètre est de 6 millimètres.* La respiration est lente ; le thorax n'y participe nullement ; le diaphragme est seul à se contracter. *La pupille continue à se dilater ; elle arrive à 8, puis à 9 millimètres.*

5 heures 3. *La mydriase devient extrême, 11 à 12 millimètres.*

Le cœur bat très-rapidement ; on ne perçoit plus de mouvements inspirateurs ; l'animal asphyxie ; il bave en grande abondance.

Le cœur cesse de battre, et, malgré la respiration artificielle, la mort est bientôt confirmée.

Sur les animaux à sang froid, sur la grenouille, nous n'avons pas observé la période de dilatation pupillaire ; le myosis persiste jusqu'au moment de la mort.

EXPÉRIENCE (29 juillet 1875).

Grenouille de moyenne taille, *ayant les pupilles très-larges* au début de l'expérience.

2 heures 5. Nous injectons un demi-milligramme de curare en solution aqueuse. Mouvements violents. Cris. Le pincement du sciatique est très-sensible. La respiration est fréquente.

2 heures 10. *La pupille est la même qu'au début de l'expérience.*

Le moindre attouchement produit des mouvements actifs.

2 heures 14. Les mouvements respiratoires sont beaucoup moins fréquents.

La sensibilité a diminué.

2 heures 15. La résolution est complète. *Les pupilles se sont légèrement rétrécies.* Les paupières recouvrent les yeux. Les mouvements respiratoires sont très-éloignés les uns des autres ; le thorax ne se dilate plus, et, s'il n'y avait quelques mouvements de déglutition inspiratrice,

on croirait la mort arrivée. Le sciatique, mis à nu, pincé et sectionné, ne produit aucune réaction.

Les pupilles restent légèrement contractées jusqu'à la mort, qui arrive vers trois heures.

M. Claude Bernard, dans ses mémorables travaux sur le curare, a noté les mêmes symptômes : d'abord rétrécissement des pupilles, puis mydriase précédant la mort (1).

EXPÉRIENCE.

Un lapin adulte est piqué à la partie interne de la cuisse avec une petite flèche empoisonnée par du curare..... Au bout de cinq minutes, l'animal se tapit dans un coin..... Il y avait des contractions assez rapprochées dans les muscles peauciers du cou et de la face ; la conjonctive était toujours sensible..... *La pupille, d'abord contractée, se relâcha bientôt et resta dilatée ;* les mouvements des muscles peauciers cessèrent alors ; les sphincters se détendirent, et l'urine s'échappa de la vessie. L'animal présentait tous les signes de la mort.

A l'autopsie, aucune lésion.

Une seconde expérience citée dans la même leçon donne des résultats identiques sur le lapin ; la pupille, d'abord contractée, se relâcha ensuite.

La raison de ces phénomènes repose, pour M. Claude Bernard, dans l'anéantissement de l'action du grand sympathique sous l'influence du curare; toutefois, ce nerf, remarque-t-il, est paralysé plus tard que le nerf de la vie animale. La mydriase qui précède la mort doit sa cause à l'état asphyxique pendant lequel les sphincters se détendent et tous les muscles perdent leur tonicité, car, nous l'avons déjà remarqué, des

(1) Cl. Bernard. Leçons sur les substances toxiques et médicamenteuses. Cours de médecine du collége de France, 1857, xviiie leçon, p. 272 et suivantes.

deux muscles iridiens, l'un et l'autre paralysés, le dilatateur l'emporte sur l'action du constricteur; on pourrait considérer le premier comme muscle fléchisseur, le second comme extenseur. Cette comparaison leur rendrait ainsi applicable la loi générale des paralysies.

Cependant la section du sympathique sur un des côtés du cou empêche la mydriase terminale d'être aussi prononcée. Le strabisme externe qui se produit ordinairement au même moment est aussi moins accusé; mais il n'y a là qu'une différence d'intensité : les phénomènes existent ; seulement ils sont moins accentués. M. Pelikan (de Saint-Pétersbourg) a, en même temps que M. Claude Bernard, insisté beaucoup sur ce détail, et ses considérations sont reproduites dans les cours de l'illustre professeur du collége de France.

Nous ne parlerons pas de l'antagonisme du curare et de la strychnine; dans la pratique les résultats ont paru illusoires. Les effets du curare sur la pupille sont bien, dans sa première période d'action, différents de ceux que produit la strychnine; mais, n'ayant pas assez de puissance pour en empêcher la manifestation, le curare ne peut pas être regardé comme antagoniste, même pupillaire, de l'alcaloïde des strychnées. C'est là la conclusion qui nous semble devoir être adoptée aujourd'hui, malgré les heureuses espérances qu'avaient fait naître il y a quelques années des expérimentations trop favorablement interprétées.

Nous ne dirons rien des autres poisons indiens, qui, tels que le barbasco (*jacquinia armillaris*), la liane *serjania lethalis*, le *cocculus amazonum*, le tubercule du *cyclamen europæum*, etc., semblent se rapprocher du curare; leur mode d'action est peu connu, et actuellement leurs usages nuls dans la pratique.

Muscarine.

Avant d'aborder le chapitre important de la fève du Calabar, nous dirons quelques mots de la muscarine, principe toxique extrait de l'*amanita muscarius* et proposé récemment comme antagoniste de la belladone. Cet agent rétrécit la pupille et produit des effets stupéfiants, neutralisés, paraît-il, par l'atropine (1); de même, elle a semblé s'opposer aux effets toxiques de cette dernière.

Le professeur Donders, d'Utrecht, a, de plus, reconnu que cette substance, outre l'action myosique, produisait un trouble remarquable de l'accommodation précédant même la contraction de l'iris.

Fève d'épreuve du Calabar.

D'après Réveil (2), c'est le docteur anglais Daniel qui découvrit le premier, en 1846, les effets de la légumineuse papilionacée dite fève du Calabar, et désignée depuis sous le nom scientifique de *physostigma venenosum*, d'où la dénomination de physostigmine donnée à son principe actif. Ce principe, de nature alcaloïdique, a encore été appelé calabarine, puis ésérin par Amédée Vée (3), qui l'obtint cristallisé. Cette dernière appellation, de éséré, épreuve, est destinée à rappeler l'usage que font de ce toxique les naturels du Calabar.

---

(1) Société de biologie, séances des 18 avril et 10 août 1874.
L. Brunton. *British med. journal*, novembre 1874.
Schmiedeberg et Hoppe. Archivi di fisologia, n° 5, 1874.

(2) Réveil. Formulaire raisonné des médicaments nouveaux, 1875.

(3) Amédée Vée. Recherches chimiques et physiologiques sur la fève de Calabar. Thèse de Paris, 1865.

Sa propriété, jusqu'à présent la plus importante, celle de resserrer la pupille, a été signalée en 1862 par Thomas Fraser, d'Edimbourg, et admise aussitôt par la plupart des médecins et des ophthalmologistes.

C'est spécialement par action locale qne l'ésérine rétrécit le diamètre pupillaire; une goutte de solution au millième d'un sel de cet alcaloïde suffit à produire cette action ; même beaucoup plus faible, et jusqu'au cent millième, la solution manifeste encore une certaine puissance.

Âvec une goutte d'extrait alcoolique de fève dissous dans la glycérine, de Græfe a constaté le resserrement de la pupille au bout de neuf à dix minutes (1).

Le docteur Barbosa, deLisbonne, a établi les règles suivantes :

1° La contraction de la pupille se manifeste de quinze à trente minutes après l'instillation de l'ésérine.

2° Le maximum de la contraction est obtenu de trente à quarante minutes après l'instillation.

3° Elle reste stationnaire de vingt minutes à trois heures.

4° Elle commence à diminuer de une heure cinquante à cinq heures après l'instillation.

Ces résultats, malgré leur prétention à l'exactitude, ne sont pas à admettre sans réserve; nous avons, en particulier, toujours vu, avec quelques gouttes d'une solution au millième, le myosis persister beaucoup plus longtemps.

On a dit que la pupille de l'œil non affecté par le médicament se dilatait pendant la contraction de sa congénère; un examen attentif, l'emploi d'un pupillomètre fait aisément reconnaître qu'il n'y a là qu'une erreur d'appréciation.

---

(1) De Græfe. *Annales d'oculistique,* 30 novembre 1866, et Schmidt's Jahrb, 1867, I, 380.

Ce qui est prouvé, au contraire, c'est le trouble que l'ésérine apporte dans les fonctions visuelles : il y a de la myopie, de l'astigmatisme, de la douleur dans la région ciliaire, des contractions du muscle orbiculaire des paupières. La myopie dure rarement plus de deux heures ; mais elle s'accompagne de macropie : les objets paraissent grandis ; c'est le contraire avec la belladone.

L'œil de la plupart des animaux est sensible à l'action de la fève du Calabar, même celui des grenouilles et des oiseaux, quoi qu'en ait dit Vintschgau (1).

Pris à l'intérieur, cet agent ne détermine pas toujours de contraction des pupilles; cette dernière est même assez souvent remplacée par la mydriase qu'on voit alors accompagner les symptômes généraux de vomissements, de stupeur et de paralysie. Quelquefois la pupille devient complètement insensible ; ce fait a été constaté dans les empoisonnements accidentels de Liverpool (2).

A faibles doses, non toxiques, il est rare aussi que l'on ait occasion d'observer de l'atrésie pupillaire. M. le docteur Cadet de Gassicourt n'en a jamais constaté (3). M. le docteur Bouchut, qui a essayé l'ésérine à la dose de 2 à 5 milligrammes contre la chorée, du reste sans aucun résultat sérieusement satisfaisant, a toujours vu les pupilles rester normales, ou au contraire se dilater largement (4).

Ce n'est donc que l'action locale de l'ésérine qui soit sûrement myosique ; c'est d'elle seulement que nous avons à nous occuper en cherchant à l'expliquer physiologiquement.

---

(1) Atti del Instituto veneto dei sienze, et Schmit's Jahrb, 1865, t. IV, p. 172.

(2) J.-H. Evans. *Med. Times and. Gaz.*, 15 octobre 1864.

(3) Cadet-Gassicourt, médecin de l'hôpital Sainte-Eugénie. Note sur l'emploi du sulfate d'ésérine dans la chorée. (*Journal de thérapeutique,* 1875, p. 540.)

(4) *Bulletin de thérapeutique,* 15 avril 1875.

Trois hypothèses se présentent : l'ésérine agit ou par paralysie des filets iridiens du sympathique, ou par excitation des extrémités terminales de la troisième paire, ou, enfin, par irritation directe des fibres circulaires de l'iris.

C'est à cette troisième théorie qu'il faut nous arrêter ; en effet, dans l'intoxication due à la fève de Calabar, le sympathique conserve son excitabilité électrique ; et, en second lieu, quand les filets ciliaires du moteur oculaire commun sont paralysés par l'atropine, l'ésérine a encore le pouvoir de rétrécir la pupille ; de même en est-il dans les cas de paralysie autrement déterminée (1).

L'action sur le muscle lui-même est, au contraire, démontrée, non seulement par les contractions fibrillaires que subit la fibre avant d'arriver au tétanisme constrictif, non seulement par l'action de constriction exercée sur les autres fibres circulaires de l'économie, de l'intestin par exemple, mais encore par ce fait que l'action de l'ésérine s'exerce sur un œil mort et séparé du reste de l'organisme.

Les propriétés myosiques de l'ésérine sont heureusement utilisées. Nous ne parlerons pas de ses bons effets dans le traitement des adhérences de l'iris ou des autres affections chirurgicales de l'œil (2) ; mais nous voulons attirer l'attention sur un usage moins connu et fort pratique cependant, la possibilité de faire céder par l'instillation d'ésérine ces mydriases si souvent rebelles qui accompagnent l'anhémie, les pertes sanguines, les états de dépression, de faiblesse et d'atonie. M. le professeur Gubler signala, cet été, dans son cours, cette indication

---

(1) Martin Damourette. Actions élémentaires du sulfate d'ésérine. (*Journal de thérapeutique*, 1874, p. 13 et suivantes.)

(2) Warlomont. La fève du Calabar. Ses propriétés physiologiques et ses applications à la thérapeutique oculaire. (*Annales d'oculistique*, 1863, t. L.)

de l'ésérine, et déjà notre excellent maître, M. le docteur Halma-Grand, d'Orléans, nous avait communiqué l'observation suivante.

OBSERVATION.

Mme X...., âgée de cinquante ans, n'ayant point eu d'enfants, d'un tempérament nervoso-lymphatique, toujours mal réglée, très-sujette à des hémoptysies supplémentaires accompagnées d'accidents nerveux et de congestions parenchymateuses qui obligèrent son médecin à recourir très-fréquemment à des saignées et à des applications de sangsues. Ces émissions sanguines fréquentes, nécessitées pendant plusieurs années, amenèrent un état anhémique qui disparut plus tard. Mais, en 1871, cette dame fut frappée d'une mydriase bien caractérisée. Grande faiblesse de la vue, pupille mesurant le limbe de l'iris, qui ne se contractait plus, bien que l'œil fût exposé à une lumière très-intense. L'œil ne pouvait en plein jour fixer ni distinguer avec netteté aucun objet. Cette dilatation de la pupille finit par inspirer de véritables inquiétudes à la malade, qui se crut sur le point de perdre la vne, puisque, ce qui est assez rare, la mydriase existait des deux côtés.

M. le docteur Halma-Grand combattit cette dilatation par l'extrait de fève de Calabar, à la dose de 1,00 d'extrait dans 10,00 d'eau distillée. Une goutte de cette solution, mise entre les paupières, matin et soir, pendant trois jours, suffit pour ramener la pupille à son diamètre normal et rendre à l'iris sa contractilité.

Reste la question de l'antagonisme révélé, pour la première fois, entre l'atropine et l'ésérine par Thomas Fraser, en 1868 (1). Sur le constricteur de la pupille, l'action de ces deux substances est bien franchement opposée; c'est même là, on peut le dire, un type d'antagonisme physiologique. L'effet mydriatique de l'atropine paraît, il est vrai, plus persistant que l'effet

(1) On the antagonism between the actions of physostigma and atropia by Thomas Fraser. (*Transactions of the royal Society of Edimburgh,* vol. XXVI.)

myosique de la fève du Calabar; mais en revanche, ce dernier est plus prompt à s'obtenir et à atteindre son maximum.

Quant aux résultats généraux d'antagonisme, il y a probablement quelque chose d'exact; mais il ne serait pas prudent, actuellement, de trop s'aventurer; il n'est permis que d'exprimer des espérances, et c'est à l'examen de la pupille, aux déductions qu'on en a tirées, que devront être attribués les avantages possibles de cette étude (1).

Avant de passer au chapitre des anesthésiques, signalons une plante de la famille des légumineuses papilionacées, le *cythisus laburnum*, cythise aubourg ou ébénier des Alpes, que M. le professeur Gubler a depuis longtemps considérée (communication orale) comme se rapprochant par certains caractères du *physostigma venenosum*. Elle devrait donc, comme cette dernière, rétrécir la pupille; nous avons expérimenté un extrait des gousses et des graines, qui nous fut très-habilement préparé par M. Gaucheron, d'Orléans. On comprend que le principe actif peut être plus faible que l'ésérine; qu'il n'est renfermé, peut-être dans l'extrait, qu'en très-minime quantité; c'est ainsi que nous nous expliquons la faible valeur des résultats acquis. Nous ne sommes point parvenu à obtenir de rétrécissement pupillaire notable, mais nous avons observé chez le chat, en l'absence de toute irritation oculaire, une très-abondante exagération de la sécrétion lacrymale, qui arrivait

---

(1) Nous pourrions citer plusieurs observations et expériences où l'atropine fut neutralisée par l'ésérine. Nous en trouvons un exemple rapporté par Kleinwachler dans *Berliner klinische Wochenschrift*, n° 38, 1864, p. 369, puis des expériences de Bourneville sur le cobaye. (De l'emploi de la fève du Calabar dans le traitement du tétanos. Paris, 1867.)

à couler littéralement à terre en s'échappant à la fois par le nez et par les yeux. Chez le chat, nous avons aussi obtenu des vomissements; mais il faut dire que cet animal vomit avec une grande facilité.

Les herbivores n'éprouvent, en se nourrissant de cette plante, aucun effet nuisible. Son extrait n'a produit sur l'œil d'un lapin aucun phénomène, si ce n'est un faible écoulement de larmes; du reste, aucune irritation.

Ces résultats, nous l'avouons, sont bien peu précis, mais le temps nous a manqué pour en obtenir d'autres plus sérieux; nous espérons reprendre dans l'avenir cette étude, au point de vue d'abord expérimental, puis pratique, s'il y a lieu.

CHAPITRE IX

MÉDICAMENTS ANESTHÉSIQUES.

Les médicaments dits anesthésiques manifestent leur action générale sur le système nerveux par des modifications pupillaires qui ont été, dans ces derniers temps seulement, l'objet d'études suivies. Ces modifications, nous n'hésitons pas à le dire, sont assez constantes, suivent une marche assez régulière pour offrir une réelle utilité. L'emploi du chloroforme particulièrement, aujourd'hui encore, malgré tout, le premier des anesthésiques, peut être réglementé, pour ainsi dire, par l'examen des troubles de la pupille, que l'on devrait considérer comme manomètre de l'anesthésie avec autant de raison que quand il s'agit des injections hypodermiques de morphine, sujet exposé précédemment.

Nous n'aurons en vue, dans cette étude, que les agents journellement usités : il serait au moins fastidieux de passer en revue la longue liste des substances capables d'endormir la sensibilité; peu connues, dangereuses ou insuffisantes, elles sont pour la plupart abandonnées. Nous nous en tiendrons au chloroforme, à l'éther, au protoxyde d'azote et au chloral. Nous aurions voulu dire quelques mots, à notre point de vue, des résultats offerts par le nitrite d'amyle, récemment introduit dans la science; nous n'avons pas encore eu l'occasion d'en constater cliniquement les effets. Du reste, le nitrite d'amyle, dangereux et d'un emploi peu commode, est destiné, dans notre conviction, comme la plupart de ses congénères, à tomber bientôt dans l'oubli.

Rappelons encore que déjà, en 1848, Poggiale, dans une communication à l'Académie des sciences, avait noté les phénomènes pupillaires de l'anesthésie et constaté la mydriase comme accompagnant, chez les chiens, l'insensibilité produite par l'aldéhyde (1).

Chloroforme.

Quand nous avons commencé quelques expériences sur le chloroforme, nous avions l'intime persuasion qu'un examen attentif nous donnerait des résultats en complet désaccord avec ceux exposés dans une récente communication à la Société de biologie (2). Nous les considérions comme contraires aux règles générales de la physiologie, et il nous semblait peu rationnel d'admettre la dilatation de la pupille comme accompagnant la période d'excitation anesthésique, et, au contraire, de considérer le myosis comme symptôme constant de l'insensibilité complète, de la résolution générale, de la dépression en un mot.

Nous avons répété plusieurs fois nos expériences; nous croyons les avoir entourées de toutes les garanties et précautions nécessaires, et toujours les résultats sont venus tromper nos prévisions.

Dans l'expérience suivante, on voit très-clairement la succes-

(1) Archives générales de médecine, 1848, t. XVI, p. 525.
(2) Société de biologie, séance du 23 janvier 1875.

sion des phénomènes : la mydriase, extrême pendant la période d'excitation, cesse à mesure que l'insensibilité se prononce ; le myosis lui succède et disparaît à son tour quand l'anesthésie diminue.

EXPÉRIENCE (22 juillet 1875).

Chienne de moyenne taille. *Les pupilles ont un diamètre moyen d'environ 6 millimètres.*

3 heures 30. On commence les inhalations. Excitation très-grande aux premières inspirations. *La dilatation pupillaire se produit et devient rapidement énorme. L'iris a presque entièrement disparu. Au bout de deux minutes, cette dilatation diminue un peu.*

L'anesthésie fait des progrès.

Au bout de six minutes, elle n'est pas encore complète. *La pupille s'est encore rétrécie.*

3 heures 50. Nouvelle dose de chloroforme. Pendant le temps très-court où l'appareil à inhalations est enlevé du museau de l'animal, *les pupilles s'étaient dilatées, en même temps que l'anesthésie avait diminué.*

Contraction rapide sous l'influence de nouvelles inspirations.

3 heures 55. Nous redonnons du chloroforme. *Les pupilles n'ont plus que 2 millimètres 1/2 de diamètre. Elles sont complètement insensibles à l'action de la lumière et de l'obscurité.*

L'insensibilité générale est complète. On peut piquer, pincer la peau sans aucun résultat.

Nous ajoutons encore du chloroforme. *Les pupilles se maintiennent entre 2 millimètres et 2 millimètres 1/2.*

4 heures 15. L'appareil est enlevé du nez de l'animal. *Bientôt les pupilles se dilatent légèrement. Cette dilatation s'accentue. Elles ont bientôt 3 millimètres.*

La sensibilité commence à reparaître. *La dilatation fait des progrès.* L'animal gémit, se remue. *Les pupilles ont environ 7 à 8 millimètres. Elles arrivent à 9 millimètres et se maintiennent à ce chiffre* jusqu'au moment où, vingt minutes plus tard, l'animal est ramené à sa cage.

De ceci nous pouvons donc déduire comme conséquence pratique que l'anesthésie est complète seulement quand les pupilles sont rétrécies et immobiles; tant qu'elles demeurent dilatées et changeantes, les sensations sont perçues ; la période dite d'excitation persiste et ne permet pas les violentes douleurs des grandes opérations.

OBSERVATION.

Le 17 juillet, la nommée Marie Journeau (service de M. le professeur Gubler, salle Sainte-Marthe, nº 17), est soumise aux inhalations de chloroforme par M. le docteur Rendu, interne du service. Peu de réaction ; on ne poussa pas l'anesthésie jusqu'à la complète résolution. La sensibilité ne disparut pas entièrement; la malade poussa un léger gémissement à chaque pointe de feu qu'on appliqua sur son genou, atteint d'arthrite chronique. *Les pupilles ne furent pas rétrécies. Elles allèrent au contraire s'agrandissant jusqu'à atteindre un diamètre d'au moins 8 millimètres. Le limbe de l'iris pouvait être évalué à 1 millimètre à peine. Avant les inhalations anesthésiques, la malade avait déjà des pupilles fort larges, environ 5 millimètres.*

Mais remarquons bien que, pendant le cours de l'anesthésie chloroformique, le resserrement de la pupille n'est pas à lui seul une preuve suffisante de l'insensibilité complète; il importe en outre que la pupille rétrécie soit immobile. MM. Coyne et Budin ont prouvé la valeur de ce dernier signe en montrant que les excitations douloureuses, tant qu'elles sont perçues, ont un retentissement sur la pupille, qui se dilate par leur influence. Au contraire, quand l'anesthésie absolue a entièrement éteint la faculté des nerfs sensitifs, les plus fortes douleurs, l'écrasement des pattes chez le chien, le pincement du sciatique mis à nu, etc., laissent la pupille contractée et inerte.

Mais il n'y a encore, dans ces données, qu'une partie des résultats pratiques que peut fournir l'examen de la pupille pendant les inhalations chloroformiques. Il ne se borne pas, en effet, à nous montrer que la période d'excitation dure encore, que l'anesthésie est complète, qu'elle diminue ; il nous indique en outre, chose bien plus importante, qu'une syncope se produit, due à une cause quelconque, le plus souvent à l'asphyxie. Dans ce cas, les pupilles se dilatent brusquement ; elles atteignent soudain le maximum de leur dilatation. Il faut immédiatement, quand ce signe apparaît, cesser les inhalations, renverser en arrière et en bas la tête du malade, et pratiquer la respiration artificielle. Ce symptôme de brusque et extrême dilatation des pupilles est, nous n'hésitons pas à le déclarer, aussi fidèle, pour le moins, que les modifications du pouls, et plus à la portée du chirurgien opérateur.

EXPÉRIENCE (26 juillet).

Chien de forte taille, mais affaibli par une opération de fistule pancréatique faite le matin, et ensuite par une saignée d'environ 300 grammes.

Les pupilles sont moyennes, environ à 7 millimètres, facilement contractiles.

3 heures 40. On commence les inhalations. *Presque immédiatement on peut observer une énorme dilatation.* Excitation.

3 heures 45. *Un peu de rétrécissement pupillaire.* La période d'excitation n'est pas terminée.

3 heures 46. On redonne du chloroforme. *La pupille se dilate.* Il y a quelques mouvements convulsifs. La résolution n'est pas produite ; un des membres qu'on appuie sur la gouttière à expérience se maintient soulevé. *L'obscurité n'ajoute pas à la mydriase ; la lumière ne la diminue pas.*

La résolution se produit ; *la pupille se resserre.*

Le rétrécissement progresse ; il est d'au moins 8 millimètres.

3 heures 49. *La pupille n'a plus que 3 millimètres. Elle est devenue insensible à l'action de la lumière et de l'obscurité.* La résolution est complète, et la sensibilité a entièrement disparu.

On continue les inhalations.

3 heures 52. *Soudainement se produit une énorme dilatation ; l'iris a entièrement disparu.* La respiration a cessé ; il y a une syncope.

On fait la respiration artificielle.

3 heures 53. Quelques mouvements respiratoires spontanés. Mouvements du cœur très-lents et irréguliers. *La dilatation pupillaire persiste.* La respiration cesse de nouveau.

On reprend la respiration artificielle.

3 heures 55. Les mouvements du cœur ont complètement cessé.

La mydriase est énorme et se maintient.

Le chien a été débarrassé de l'appareil à inhalation et des liens qui le gênaient. La langue est tirée hors de la gueule.

On continue la respiration artificielle ; bientôt le refroidissement des membres annonce l'inutilité de plus longs efforts.

A l'autopsie, le cœur, arrêté en diastole, est rempli de caillots.

La dilatation pupillaire a persisté après la mort.

Ce même phénomène avait déjà, en 1848, été reconnu et noté sur l'homme.

OBSERVATION.

Je vis cette femme (anesthésiée par le chloroforme donné à trop fortes doses) laisser couler ses bras sur les côtés du corps ; la face, les lèvres, le reste du corps étaient d'une pâleur mortelle ; yeux immobiles, *pupilles dilatées* et tournées en haut..... C'est à peine si l'auscultation permettait d'entendre les frémissements du cœur..... Je lui donnai quelques gorgées de vin..... Elle revint à la vie (1).

Dans la séance du 6 février 1875, la Société de biologie a discuté cette question, et tous les membres présents ont paru d'accord pour reconnaître que, dans le cours de l'anesthésie chloroformique, la dilatation de la pupille survenant brusque-

(1) Marcotte. *Revue medico-chirurgicale de Paris,* décembre 1848.

ment était le signe non équivoque de la syncope ou de l'asphyxie.

Quand le chloroforme a été pris à l'intérieur, la mydriase remplaçant le myosis est encore un signe d'un pronostic fatal.

OBSERVATION.

Un enfant de quatre ans avale par mégarde 8 grammes de chloroforme d'un seul coup.

Bientôt douleurs épigastriques, ténesme intestinal..... Tout à coup la tête s'incline, les yeux deviennent fixes.

Dix minutes après, l'insensibilité se déclare; *pupilles contractiles*, respiration difficile, tentatives de vomissement, défaillances. La respiration semble se rétablir; *les pupilles se contractent*, puis *elles se dilatent énormément;* les extrémités sont tantôt froides, tantôt chaudes; pouls plein ou imperceptible, strabisme, coma, mort à la troisième heure (1).

Remarquons toutefois que les pupilles peuvent encore se dilater si, sous l'influence du chloroforme, surviennent des vomissements; mais, dans ce cas, l'anesthésie diminue, la mydriase ne survient pas brusquement, et les nausées ne laissent pas place au doute sur la cause de son apparition.

M. Paul Bert pense que le myosis dû aux inhalations de chloroforme est l'indice du repos de l'iris et non d'un état actif; nous serions porté à adopter cette manière de voir en considérant ce fait, que, le plus souvent, la pupille ne se rétrécit pas jusqu'à devenir punctiforme; elle est immobile et insensible aux influences de lumière et d'obscurité, mais sans être tétanisée, pour ainsi dire, comme avec l'opium; elle se resserre

(1) Docteur HORTSHORNE. Association méd. et *Edimburgh medical journal,* 1854.

sans se contracter, et souvent, alors, conserve, même immobilisée, un certain diamètre.

OBSERVATION.

Antonin Pavy, journalier, âgé de trente-six ans, et en paraissant au moins cinquante-six, est couché, en juillet 1875, au nº 18 de la salle Saint-Henri, à Lariboisière, service de M. le docteur Guyot. Il est atteint d'arthrite sèche des deux articulations coxo-fémorales.

Pour bien constater l'affection, on le soumet aux inhalations de chloroforme jusqu'à résolution.

Pendant tout le temps de l'anesthésie, la pupille, large d'environ 3 millimètres, est complètement immobile.

Depuis on peut constater qu'à l'état normal elle est large d'environ 4 millimètres et parfaitement contractile (1).

Éther.

A l'anesthésie par l'éther, nous pouvons appliquer ce que nous venons de dire du chloroforme; elle n'en diffère que par la rapidité moins grande de sa production, la longueur plus considérable de la période d'excitation qui, chez certains sujets, ne peut être dépassée. Dans ce cas, les pupilles, extrêmement dilatées, ne se rétrécissent pas un seul instant. Il en est de même pour quelques animaux, pour le chien, par exemple; on ne parvient pas à l'anesthésier avec les inhalations d'éther.

EXPÉRIENCE (26 juillet 1875).

Chienne de moyenne taille.

2 heures 25. *La pupille est moyenne, environ 6 millimètres.*

Elle se dilate et se rétrécit très-facilement sous les moindres influences.

---

(1) Due à l'obligeance de M. Vincent, externe du service.

On commence l'éthérisation.

Bientôt on observe une dilatation très-marquée de la pupille, qui parvient rapidement à 10 millimètres environ.

L'excitation générale est très-grande.

On redonne de l'éther. *La dilatation pupillaire se prononce encore davantage.*

2 heures 45. Nouvelle inhalation d'éther. Violente excitation.

La pupille, quoique très-dilatée, est néanmoins encore sensible à l'action de la lumière ; elle se contracte et se dilate encore sous son influence.

2 heures 50. Nouvelle inhalation. *Chaque fois que l'on redonne de l'éther, on remarque l'augmentation de la mydriase. Les pupilles sont maintenant énormes ; elles ne présentent plus qu'un limbe à peine apparent d'iris.* L'excitation est encore très-marquée.

2 heures 55. Nouvelle inhalation. Mêmes phénomènes.

3 heures. Nouvelle inhalation. Les gémissements sont continuels.

En somme, avec des doses considérables d'éther continuées pendant quarante minutes, nous n'avons pas pu dépasser la période d'excitation ; *les pupilles sont restées dilatées pendant tout ce temps, et ensuite, l'animal une fois détaché, elles sont revenues à leur état normal.*

Les considérations que nous venons d'exposer ont rapport à l'éther sulfurique; mais nous pourrions également les appliquer aux autres éthers. Si la période d'excitation n'est pas dépassée, la pupille présente pour unique phénomène une énorme dilatation; si l'anesthésie se produit, les symptômes ne diffèrent pas de ceux de la chloroformisation ; l'atrésie pupillaire indique que l'insensibilité est complète, et la mydriase, survenant brusquement pendant cette période, est le signe de la syncope et de l'asphyxie.

OBSERVATION.

Une femme de soixante-deux ans fut endormie par l'éther méthylique pour subir une opération d'ovariotomie.

Elle en respira environ 20 grammes.

L'anesthésie était complète, lorsque, *soudain, les pupilles se dilatèrent ; le pouls et la respiration s'arrêtèrent en même temps : la femme était morte* (1).

Protoxyde d'azote.

Le protoxyde d'azote, ou gaz hilariant, est un anesthésique précieux, et, à notre avis, beaucoup trop délaissé. Par sa sûreté, sa rapidité d'action, son innocuité relative, il pourrait rendre de grands services pour les petites opérations, particulièrement dans la pratique des hôpitaux, où le gazomètre à inhalations serait facilement installé.

Mais rentrons dans notre sujet. Le protoxyde d'azote ne donne lieu à aucun symptôme d'excitation ; avec lui, la mydriase que nous avons observée au début de l'action des autres anesthésiques n'existe pas ; l'atrésie pupillaire est le premier phénomène à constater, ordinairement le seul, si l'on s'en tient à des doses modérées, habituellement suffisantes.

Nous avons pu expérimenter avec toutes les garanties nécessaires, grâce à la complaisance de M. de Mirimonde, dentiste à Paris, que nous ne saurions trop remercier d'avoir mis aussi obligeamment ses appareils à notre disposition.

M. de Mirimonde a bien voulu se soumettre lui-même aux inhalations de gaz hilariant.

EXPÉRIENCE (2 août 1875).

On commence les inhalations, qui se font par la bouche à l'aide d'un appareil spécial.

Dès la troisième inspiration nous pouvons constater un certain degré de rétrécissement pupillaire.

---

(1) *Med. Times and Gaz.* et *Journal de thérapeutique*, 1874, p. 39.

Les inspirations sont lentes et éloignées les unes des autres ; de l'air pur est en même temps respiré par le nez.

Au bout d'une minute, le rétrécissement a persisté et s'est même accentué ; la pupille a moins d'un millimètre de diamètre.

On cesse les inhalations ; *le myosis cède, et la pupille se dilate graduellement, pour revenir à son état normal à mesure que la sensibilité revient.*

Du reste, la perte de connaissance n'a pas été complète.

L'expérience a en tout duré trois minutes.

Nous ne croyons pas qu'on puisse expliquer par l'asphyxie seule (1), par l'asphyxie globulaire, des phénomènes aussi caractérisés, une anesthésie aussi rapide ; de plus, dans les états asphyxiques, il y a toujours de la mydriase. Mais l'asphyxie, que nous ne pouvons admettre comme cause efficiente de l'insensibilité, s'y joint forcément quand les inhalations sont continuées un certain temps ; alors, pendant que les muqueuses bleuissent, et que même le visage et toute la peau se cyanosent, les pupilles se dilatent.

Nous sommes arrivé à produire sur nous-même la succession de ces symptômes.

EXPÉRIENCE (*3 août 1875*).

Nous nous soumettons aux inhalations de gaz hilariant.

Dès les premières inspirations, un de nos amis chargé de nous observer et de noter les phases de l'expérience constate *un rétrécissement très-marqué de la pupille.* Dès la troisième inspiration, nous éprouvons un bourdonnement d'oreilles, et même de véritables tintements. La vue s'obscurcit ; les objets, dès la cinquième ou sixième inhalation, semblent danser autour de nous.

Nous perdons bientôt connaissance.

---

(1) Joliet et Blanche. Société de biologie, séance du 6 février 1875.

La cyanose de la face apparaît alors; en même temps, *la pupille se dilate et atteint 4 à 5 millimètres de diamètre.* (Nous étions assis devant une fenêtre en pleine lumière.)

La cyanose augmente. L'œil droit se ferme; il y a des larmes aux yeux. La sensibilité a entièrement disparu. *La mydriase est un peu augmentée ;* il y a une sorte de trépidation générale.

Nous avons fait en tout dix-huit à vingt larges inspirations de gaz. L'expérience n'a pas duré plus de deux minutes.

Nous reprenons rapidement connaissance. Le souvenir revient, d'abord un peu confus; il nous semble avoir dormi et rêvé. Une multitude de pensées diverses et incohérentes se pressent pêle-mêle et se succèdent dans notre cerveau. *La pupille reprend ses dimensions normales d'avant l'expérience, 2 millimètres 1/2.* Bientôt il n'y a plus qu'un léger frémissement des extrémités des membres, une sorte d'engourdissement qui cède en moins de cinq minutes.

Chloral.

Introduit en 1869 dans la thérapeutique par Oscar Liebreich, le chloral a, depuis, rendu d'immenses services. Son action, d'après M. le professeur Gubler, doit être distinguée en trois phases bien distinctes : excitation ébrieuse, hypnotisme, stupeur et coma (1).

La première période, du reste mal caractérisée, manque parfois ou passe inaperçue et laisse alors la pupille normale, ou bien la rétrécit un peu.

Dans la seconde période, à mesure que le sujet est gagné par le sommeil, le diamètre de ses pupilles se raccourcit; elles arrivent à simuler un simple point noir, comme dans le morphinisme, et deviennent insensibles à l'action de l'obscurité comme à celle de la lumière la plus intense.

---

(1) A. Gubler. Commentaires thérapeutiques du *Codex medicamentarius*, 2e édition, p. 879.

Cet état doit indiquer au thérapeutiste qu'il est parvenu à une limite de tolérance physiologique qu'il serait imprudent de dépasser; vienne, en effet, à se manifester la troisième période, il verrait une narcose rebelle à tous les excitants, interrompue parfois par des accidents convulsifs, accompagnée de mydriase et précédant la mort.

Ces phénomènes de dilatation pupillaire se joignant aux symptômes graves du chloralisme, ont été notés dans de récentes expériences sur les animaux par M. le docteur Amagat (1), sur l'homme et sur les animaux par MM. Horaud et Peuch (2).

Mais, dans quelques cas, malgré des symptômes évidents d'intoxication, malgré un narcotisme des plus accentués, le myosis pourra persister; le pronostic nous semble alors favorable. Ce signe est une preuve de la résistance organique, une indication de guérison probable.

OBSERVATION.

X...., âgée de treize mois, est amenée le 23 juillet 1875, par ses parents, à Sainte-Eugénie, à la visite du matin. Cette enfant est dans un état de débilité extrême; elle présente des eschares au sacrum.

Des tumeurs érectiles confluentes lui couvrent toute la partie inférieure de la face et une partie du cou. M. le docteur Marc Sée, chef du service, injecte à plusieurs reprises, en des points différents, 6 grammes environ d'une solution de chloral à parties égales.

L'enfant tombe rapidement dans une résolution complète. *Au bout d'un quart-d'heure, les pupilles sont punctiformes et immobiles.*

L'insensibilité est absolue; la respiration reste régulière; les battements du cœur sont faibles.

---

(1) Amagat. *Journal de thérapeutique*, 1875, p. 515 et 517.

(2) Horaud et Peuch. Sur les effets physiologiques de l'hydrate de chloral sur les animaux et sur l'homme. (*Gazette médicale de Paris*, n° 44.)

On électrise l'enfant, qui demeure cependant jusqu'au lendemain profondément narcotisée.

Pendant tout ce temps, la pupille resta contractée. Les accidents cédèrent pendant la nuit, *et le lendemain la pupille normale était sensible à l'action de la lumière* (1).

L'hydrate de bromal a des effets physiologiques comparables à ceux du chloral et de l'hydrate de chloral. Il rétrécit fortement et très-uniformément la pupille, dont le diamètre devient plus court sous son influence qu'après la section du sympathique. Il faudrait donc admettre, d'après M. John G. M. Kendrick (2), pour expliquer l'action myosique du bromal et du chloral, une excitation des rameaux de la troisième paire, et, avec elle, l'état de réplétion des vaisseaux de l'iris. Cette dernière cause nous semble hors de doute; nous avons toujours vu, dans le chloralisme, la face turgescente, chaude, congestionnée, l'œil rouge et injecté.

---

(1) Due à l'obligeance de M. Coulon, externe du service.

(2) Communication à la Société médico-chirurg. d'Edimbourg, séance du 3 juin 1874.

CHAPITRE X

MÉDICAMENTS ANTISPASMODIQUES.

De nos jours, la science, au point de vue doctrinal, a réalisé d'immenses progrès. Les idées ontologiques perdent toute faveur, et la froide raison suffit au médecin pour interpréter sainement la plupart des faits qu'il observe. On peut donc s'étonner de voir encore figurer, en tête d'un chapitre de thérapeutique, la dénomination d'antispasmodiques; cette classe de médicaments aurait-elle, par un étonnant privilége, conservé une spécialité d'action refusée à bon droit aux autres agents de la matière médicale? Il n'en est rien. Les spasmes, comme les autres états morbides, ont une essence complexe, reconnaissent des causes différentes et ne sauraient céder à une médication toujours uniforme. Un purgatif, un vermifuge feront disparaître les convulsions dues à l'embarras du tube digestif ou à des helminthes; des évacuations sanguines auront raison de celles entretenues par certaines hyperhémies cérébrales et médullaires; les stimulants, les excitants, nuisibles dans le cas précédent, seront, au contraire, impérieusement indiqués dans les spasmes asthéniques de l'anhémie, de la faiblesse organique.

Les médicaments auxquels on conserve, par respect de la

tradition, le nom d'antispasmodiques appartiennent pour la plupart à cette dernière classe. En réalité, leur mode d'action, leurs propriétés se résument en une stimulation favorable de la circulation et du système nerveux. Aussi, répétons-le, en terminant cette trop longue digression, ils conviennent seulement aux personnes anhémiées et affaiblies, chez lesquelles on observe généralement, jointe à d'autres symptômes, de la dilatation des pupilles persistant en dehors des attaques spasmodiques. Nous disons en dehors des attaques spasmodiques, car, pendant ces dernières, même dans les états d'hyperhémie et de congestion, la pupille se dilate le plus souvent ; mais cette mydriase ne survit pas au spasme : à peine a-t-il cessé que l'iris turgescent s'épanouit de nouveau, ne laissant à son centre qu'un orifice à peu près punctiforme. Quelquefois même, cet état persiste pendant l'attaque convulsive ; le doute, la confusion sont alors impossibles.

Quoi qu'il en soit, les stimulants diffusibles, les excitants dits antispasmodiques n'exercent, à doses moyennes, aucune action caractérisée sur la pupille de l'homme en état de santé; au contraire, ils arrivent à rétrécir, et, en réveillant la contractilité, à ramener dans un diamètre physiologique celle qui se trouve, en même temps que paralysée, anormalement élargie.

Ces considérations ne sont pas sans quelque utilité pratique. Nous devrons traiter tout différemment l'état convulsif chez un sujet vigoureux dont l'œil est injecté et la pupille rétrécie, et chez une femme faible, au teint décoloré, à l'œil pâle pour lequel la mydriase est habituelle. Dans ce dernier cas, nous prendrons confiance, et nous constaterons l'amélioration et ses progrès en voyant l'œil s'animer, l'iris devenir plus contractile et son orifice plus étroit.

Il est inutile d'entrer dans le détail et l'énumération des

médicaments antispasmodiques; nous ne pourrions que répéter à propos de chacun ce que nous venons de dire de tous.

Quant aux doses massives, toxiques de certains d'entre eux, du camphre, par exemple, elles peuvent produire un état de collapsus et de stupeur dont la dilatation des pupilles est un des symptômes et sur lequel nous n'insisterons pas, eu égard à la rareté de cette sorte d'empoisonnement.

CHAPITRE XI

MÉDICAMENTS TONIQUES NÉVROSTHÉNIQUES.

Les substances rangées par MM. Trousseau et Pidoux dans la classe des toniques nevrosthéniques sont, pour la plupart, des amers purs, c'est-à-dire des amers exempts d'astringence. Nous reconnaissons n'avoir rien à en dire, à notre point de vue, qui ne se rapproche de ce que nous avons déjà exposé au chapitre Ier, à propos des médicaments reconstituants, en montrant que ces agents, dénués d'action immédiate sur la pupille, peuvent cependant, par un usage longtemps continué, en restaurant l'organisme, rendre à l'iris une excitabilité perdue, une contractilité abolie, et ramener dans des limites physiologiques la pupille pathologiquement dilatée.

Aussi, parmi les toniques dits névrosthéniques, le quinquina seul mérite de nous arrêter.

Quinquina.

Personne n'ignore les troubles de l'ouïe que produit, à doses un peu élevées, l'ingestion du quinquina, et particulièrement de la quinine. La perturbation des fonctions visuelles est moins généralement connue ; cependant il n'y a pas d'observateur, de clinicien sérieux qui ne l'ait bien des fois constatée.

Les malades se plaignent de ne plus voir clair, ou de voir trouble; ils sont forcés de se coucher; des vertiges s'ajoutent souvent à cette obnubilation de la vue, et il leur devient impossible de se diriger en marchant. Cet état dure plusieurs heures et s'accompagne toujours d'un élargissement des pupilles, souvent assez marqué pour qu'un de nos amis, M. le B....., observant sur lui-même, nous ait affirmé qu'après des doses de 1 gramme de sulfate de quinine, sa pupille atteignait les limites de l'extrême mydriase, le limbe de l'iris étant rétréci au maximum.

Cette dilatation de la pupille peut être moins prononcée; c'est même le cas le plus habituel; mais nous n'hésitons pas à dire qu'elle existe d'une manière appréciable à peu près constamment. M. le professeur Gubler donne ce signe comme faisant partie de l'ensemble symptomatique qu'il a si justement dénommé ivresse quinique.

Avec des doses excessives, variant entre 3 et 5 grammes, le quinisme, devenu toxique, ne peut qu'exagérer la mydriase, qui persiste jusqu'à la mort, si elle a lieu, et traverse, en s'accentuant, les alternatives de convulsion, de syncope, de stupeur et de coma.

Cet état des muscles de l'iris nous semble confirmer la théorie qui admet de la part de la quinine, pour expliquer son action pharmaco-dymanique, une sorte de galvanisation tonique exercée sur le grand sympathique et manifestée par la réduction du calibre des capillaires, l'augmentation de la tension active et la diminution de la calorification. L'ivresse quinique est donc un phénomène d'ischémie; or, la mydriase et la pâleur de l'œil n'accompagnent-elles pas normalement l'anhémie cérébrale? Ce symptôme, à peu près constant, est pour nous une preuve bien concluante en faveur de la doctrine qui précède, et c'est sans arrière-pensée que nous considérons la quinine, agent dynamophore, comme le corroborant par excellence du système nerveux vaso-moteur.

Nous avons déjà parlé de l'antagonisme physiologique révélé par M. Gubler, en 1858, entre le sulfate de quinine et l'opium; nous venons de voir ici l'action bien franchement mydriatique de la quinine; l'antagonisme pupillaire existe donc, nettement caractérisé, révélation précieuse des effets généraux contraires de ces deux substances.

Cet antagonisme nous apprend, au point de vue pratique, combien sont différentes les indications thérapeutiques de ces agents. Autant l'opium pourrait nuire dans les cas de congestion encéphalique, de délire hyperhémique, etc., autant le sulfate de quinine manifestera d'heureux effets; réciproquement nous aurons garde de prescrire le sulfate de quinine à des sujets dont la pupille élargie, l'iris pâle et insensible annoncent l'état d'ischémie cérébrale, et ordonnent impérieusement l'emploi des médicaments myosiques, des stimulants diffusibles.

CHAPITRE XII

MÉDICAMENTS EXCITANTS.

Les agents de cette classe se distinguent en excitants généraux et en excitants spéciaux. De ces derniers nous n'aurons rien à dire.

Café.

Le mode d'action et les effets du café ont donné lieu à bien des opinions contradictoires. Les résultats des expériences, même les plus récentes, diffèrent avec le café torréfié ou le café cru, le premier étant plus excitant. Les doses, la susceptibilité individuelle sont aussi des causes fréquentes d'erreurs. Le premier effet, le seul ordinairement cherché, consiste dans une stimulation favorable du système nerveux, et, par son entremise, de la circulation. Pendant cette période, on n'observe pas, ou, du moins, nous n'avons jamais vu se produire de modifications de la pupille.

Pris en quantité plus forte, le café et la caféine peuvent amener des accidents divers, encore mal interprétés; dans les cas d'intoxication par le café ou la caféine que nous avons pu réunir, nous n'avons rencontré qu'une seule fois noté l'état de la pupille en ces termes: « Les pupilles étaient mobiles et peu dilatées (1). »

Nos propres expériences ne nous ont offert à ce sujet aucun phénomène constant. Dans le rapport de la commission désignée en 1874 par l'Association médicale britannique pour étudier l'antagonisme des médicaments, le docteur Hughes Bennett dit avoir constaté du rétrécissement pupillaire produit par la caféine.

Le thé et la théine, la théobromine, la guaranine se rapprochent par beaucoup de traits du café et de la caféine, et ne semblent pas avoir sur l'iris d'action plus manifeste et mieux définie.

Coca.

L'*erytroxylum coca*, dont les effets merveilleux (2) ont peut-être été exagérés, se rapproche beaucoup du thé et du café. Lippmann l'a vue à hautes doses causer la mydriase, et quelquefois, avec elle, des accidents convulsifs qui en expliqueraient la production, par action indirecte; cependant, ce symptôme appartient peut-être à la coca elle-même, ayant été obtenu alors qu'il n'existe conjointement qu'une légère excitation; du reste, les avis diffèrent, et le docteur anglais Bennett prétend dans un récent travail qu'elle contracte la pupille (3).

Phosphore.

Le phosphore en nature est un médicament peu employé. S'assimilant mieux quand il est dans un état de combinaison

---

(1) Docteur CURSCHMANN (de Berlin). Intoxication par le café. (Deutsche Klinische. Traduction dans la *Revue des sciences médicales,* 1874, t. III, p. 691.)

(2) MORENO Y MAÏZ. Coca et cocaïne. Thèse de Paris, 1868.

(3) *British med. journal,* et *Journal de thérapeutique,* 1874, p. 636.

organique, et offrant en même temps moins de dangers, il est, le plus souvent, prescrit sous forme de laitances de poisson, de cervelles d'animaux, etc. Dans ces cas, son action est faible et ne produit de modifications immédiates, pas plus sur la pupille que sur d'autres organes.

Au contraire, quand le phosphore est administré d'une manière imprudente, ou dans un but criminel, il amène des vomissements abondants, de la diarrhée, puis un extrême abattement, quelquefois de la paralysie et de l'anesthésie; d'autres fois, dans la forme dite nerveuse, des contractures et des convulsions. Tous ces cas sont accompagnés de dilatation pupillaire, d'autant plus marquée que le danger est plus prochain et que le collapsus est plus prononcé. Nous ne transcrirons pas ici les observations où ce symptôme a appelé l'attention; il a été signalé bien des fois, tant au point de vue clinique qu'à celui de la médecine légale (1).

Alcool.

Sujet brûlant d'intérêt, l'étude de l'alcool a fourni à bien des auteurs libre matière aux opinions les plus hardiment fantaisistes. Sans nous hasarder dans leur inutile exposition, nous dirons seulement que les effets physiologiques de l'alcool, à doses moyennes, sont, par nos maîtres eux-mêmes, interprétés de deux façons contraires: les uns y voient une action de dépression et de sédation, abaissant le pouls et la température; les autres, parmi lesquels M. le professeur Gubler, font de l'al-

(1) Une de ces observations des plus intéressantes a été recueillie par M. le docteur d'Heilly, publiée dans le mémoire de la Société de biologie (mars 1863), et dans l'*Union médicale* de juillet 1863, et, depuis, citée dans le traité des empoisonnements de M. le professeur A. Tardieu.

cool un agent de stimulation bienfaisante, capable de relever le pouls et la calorification, et d'inoculer, pour ainsi dire, à l'organisme la force dont il est chargé (1).

Les modifications de la pupille produites par l'alcool militent en faveur de cette seconde manière de voir.

Nous avons parlé de doses moyennes. Sous le rapport des doses, en effet, il faut distinguer trois périodes dans l'action de l'alcool; la première est caractérisée par de l'excitation, de la gaîté : c'est l'ébriété légère, pendant laquelle les symptômes pupillaires sont nuls ou du moins rarement observables.

A doses plus fortes, la seconde période se produit; la face se congestionne, les yeux s'injectent; il y a un véritable délire, et les pupilles se rétrécissent. M. Claude Bernard a prouvé que, pendant cet état, le cerveau était congestionné, qu'il fait hernie au dehors après l'application du trépan. L'état des yeux et de la pupille est bien propre, sans cette opération, à prouver l'état d'hyperhémie de la substance nerveuse; il serait au moins étonnant qu'une action antiphlogistique, contro-stimulante en fût la conséquence et concordat avec du myosis.

La troisième période nous offre des phénomènes tout différents : c'est elle qui a dû induire en erreur en faisant prendre l'action toxique pour l'effet thérapeutique. Les doses d'alcool ingérées sont-elles trop considérables, l'ivresse devient comateuse; la contraction des pupilles peut alors persister; mais, le plus souvent, en même temps que se produit une complète résolution, accompagnée quelquefois d'attaques éclamptiques, le pouls diminue de fréquence et de force, la température s'abaisse, et les pupilles se dilatent.

Tel est le simple exposé des faits, le récit exact de ce qu'il

(1) L'alcool est un type de substance dynamisée, d'agent dynamophore.

nous a été loisible d'observer sur l'homme et sur les animaux. L'induction rationnelle concorde avec eux.

Sur la grenouille cependant, la troisième période ne s'accompagne pas de mydriase; cette dernière ne survient qu'après la mort de l'animal.

EXPÉRIENCE (*28 juillet 1875*).

Grenouille de forte taille.

2 heures 40. Nous injectons sous la peau du dos 6 gouttes d'alcool à 50°.

2 heures 50. *Les pupilles ne sont point modifiées.* Nous injectons 6 nouvelles gouttes.

3 heures. Violents mouvements spontanés.

3 heures 10. 6 nouvelles gouttes. *La pupille reste dilatée avec les dimensions qu'elle avait avant l'expérience.*

Violentes contractions musculaires.

3 heures 20. 20 gouttes d'alcool.

3 heures 30. *Nous observons un commencement de contraction pupillaire.* Nous injectons 20 autres gouttes d'alcool.

3 heures 35. *Le myosis devient très-évident, surtout du côté droit où la pupille est presque punctiforme.*

3 heures 40. Résolution musculaire absolue.

4 heures. *Les pupilles sont devenues punctiformes.* La grenouille est insensible et comme morte.

Le lendemain, à huit heures du matin, le corps de la grenouille est dans la rigidité ; *les pupilles se sont dilatées depuis la mort.*

Les inhalations d'alcool produisent aussi chez les animaux une contraction pupillaire des plus manifestes.

EXPÉRIENCE (*10 octobre 1875*).

Lapin de cinq mois, forte taille.

9 heures 45. *Les pupilles ont un diamètre de 8 millimètres 1/2.*

On commence des inhalations d'alcool à 45°. Les deux ou trois premières amènent des cris et des mouvements violents; *pendant ce temps les pupilles restent sans modification*, mais cette excitation se calme rapidement. *Les pupilles se resserrent promptement et arrivent à n'avoir plus que 2 à 3 millimètres de diamètre.*

Dès que l'éponge imbibée d'alcool est éloignée du museau de l'animal, le myosis diminue pour reprendre dès qu'une petite quantité, même très-faible, d'alcool est de nouveau inhalée.

Jaborandi.

C'est parmi les médicaments excitants que nous croyons devoir ranger le *jaborandi* ou *hyaborandi*, plante brésilienne de la famille des rutacées, nouvellement importée en France. M. le professeur Baillon croit reconnaître en elle le *pilocarpus pinnatus ;* on a généralement adopté cette opinion, et le principe alcaloïdique extrait du *jaborandi* par M. le docteur Byasson (1) a été dénommé pilocarpine.

Ce précieux agent, à la fois sudorifique et sialalogue, est, en même temps, un excitant de la sécrétion lacrymale, qui s'écoule sous son influence avec une abondance assez grande pour gêner légèrement l'exercice de la vision ; d'autres fois, la vue est plus sérieusement troublée. Le fait est rare, sans gravité du reste, et dure à peine quelques heures.

Les modifications de la pupille, au contraire, dans l'un et l'autre cas, sont assez constantes; nous croyons ne pouvoir mieux faire que d'emprunter leur description à l'intéressant travail de M. Albert Robin : « Dans un grand nombre d'observations, la pupille se contracte vers le moment où la sueur se généralise; cette contraction dure alors autant que la pleine

(1) H. Byasson. Note sur la présence dans les feuilles du *jaborandi* d'une substance offrant les caractères des alcaloïdes naturels. (*Journal de thérapeutique*, 1875, p. 175.)

sueur, mais l'instant où elle cesse est très-variable : tantôt elle reprend son état normal à la fin de la sueur; tantôt elle reste encore contractée pendant une heure ou deux; tantôt elle présente des alternatives de dilatation et de contraction. Le lendemain, elle est revenue à sa dilatation habituelle; quelquefois même elle est plus grande qu'à l'ordinaire. Pendant sa contraction, elle reste néanmoins sensible aux alternatives de lumière et d'obscurité. Sans que nous ayons pu en déterminer la raison, le *jaborandi* n'a souvent aucune action sur la pupille, qui conserve ses dimensions pendant tout le temps de la sudation. La pupille paraît être aussi peu influencée par la plus ou moins grande abondance des larmes : du moins nous n'avons dans nos observations rien de concluant à ce sujet.

« Nous pensons cependant, d'après l'examen de nos observations, qu'une dose élevée influence assez énergiquement la pupille, et M. Coutinho nous a raconté qu'ayant donné à un petit malade de cinq ans une infusion de 4 grammes de *jaborandi*, le petit malade, après une suée abondante, se refroidit considérablement et présenta un rétrécissement très-marqué de l'ouverture pupillaire (1). »

Dans des expériences sur les animaux, sur des chiens, MM. Gallippe et Bochefontaine ont observé de la dilatation pupillaire après une injection veineuse d'infusion de feuilles ou d'écorce de *jaborandi* (2). A quoi tient cette différence ? Nous croyons volontiers que les cas de mydriase se sont produits seulement quand l'ingestion du *jaborandi* a été suivie de vomisse-

---

(1) Albert ROBIN. Études physiologiques et pratiques sur le *jaborandi*. (*Journal de thérapeutique*, 1875, p. 19.)

(2) Société de biologie, séance du 30 janvier 1875.

ments ou d'autres phénomènes d'irritation du tube digestif. MM. Gallippe et Bochefontaine ont eux-mêmes exposé cette opinion; ils attribuent la mydriase à l'excitation produite par le *jaborandi* sur le grand sympathique abdominal. La muqueuse de l'intestin est probablement irritée (1); par suite, les filets nerveux émanés du trisplanchnique sont stimulés, et l'excitation remonte jusqu'à l'appareil irien, en suivant le cordon cervical du sympathique. Le fait est que, après la section de ce nerf, la pupille reste rétrécie.

On sait que M. Claude Bernard, en raison de l'état visqueux de la salive rendue sous l'influence du *jaborandi*, a pensé qu'il fallait attribuer à cet agent une action excitante du grand sympathique (2). Comment pourrait-il se faire, alors, qu'en l'absence de nausées et d'irritation gastro-intestinale, ce soit de la contraction pupillaire qui apparaisse ?

Quoi qu'il en soit, appliqué directement sur l'œil, l'extrait aqueux de *jaborandi* rétrécit la pupille au point de la rendre punctiforme. Cette propriété, reconnue par MM. Gallippe et Bochefontaine (3), est assez puissante pour faire céder la mydriase atropique; inversement, l'atropine détruit l'effet myosique du *jaborandi*. Du reste, la puissance de cette dernière est toujours prépondérante, tant par l'intensité de son action que par sa durée plus longue.

M. le professeur Vulpian a montré par de nombreuses expériences le réel antagonisme qui existe entre l'atropine et le *jaborandi*. Leurs effets inverses se manifestent et sur les sécré-

---

(1) M. Cornil a constaté que le tube digestif d'animaux morts après l'administration du *jaborandi* était fortement congestionné. M. Carville a fait la même remarque. (Séance de la Société de biologie du 6 mars 1875.)

(2) Société de biologie, séance du 28 novembre 1874.

(3) Société de biologie, séance du 20 février 1875.

tions (1) et sur le cœur (2) ; nous venons de les constater sur la pupille. Ce précieux agent nous fournit donc, en même temps qu'un médicament héroïque, un type des mieux définis d'antagonisme thérapeutique.

---

(1) Société de biologie, séances du 3 janvier et du 13 mars 1875.
(2) Société de biologie, séances du 2 avril et du 5 juin 1875.

CHAPITRE XIII

SÉDATIFS ET CONTRO-STIMULANTS.

La sédation et la contro-stimulation sont loin de pouvoir s'obtenir par un procédé toujours identique: tantôt il faudra recourir à un agent spoliateur, à un vomitif plus ou moins énergique; tantôt on se trouvera mieux de l'emploi d'un tonique vaso-moteur amenant la contraction des capillaires et restreignant ainsi les combustions organiques; d'autres fois, le médicament aura pour but, par un mode spécial, la dépression de l'activité nerveuse; parfois, enfin, ces diverses ressources devront être utilisées, soit conjointement, soit tour à tour.

Les sédatifs, les contro-stimulants sont donc très-divers, tant par leur nature que par leur mécanisme pharmaco-dynamique; mais nous verrons tout à l'heure que, concourant tous au même but, ils ont sur la pupille la même action : ils en amènent la dilatation. Nous savons déjà que ce symptôme coïncide toujours avec les états artificiels ou spontanés d'asthénie et de dépression.

Nous prendrons quatre types principaux : digitale, bromure de potassium, vératrine et colchique.

Digitale.

Tous les auteurs qui ont écrit sur les propriétés de la digitale (1) ont signalé, parmi les phénomènes physiologiques auxquels elle donne lieu, la dilatation des pupilles. Ce symptôme ne se produit pas seulement quand les doses de la digitale sont devenues toxiques; il est déjà manifeste après l'ingestion de quantités modérées; mais, naturellement, il ne peut que s'accroître et devenir alors plus appréciable quand se révèlent les accidents de syncope, de délire et de convulsions qui, avec les vomissements, caractérisent l'empoisonnement par la digitale.

On sait que les nausées et les vomissements ne sont pas propres à l'intoxication; ils existent même après des doses faibles, surtout quand la digitale a été donnée sous forme de feuilles ou de poudre de feuilles. Il y a donc là une cause capable de concourir à l'explication de la mydriase; mais cette cause n'est qu'accessoire. Pour nous, la digitale dilate la pupille par son action spéciale sur le sympathique. La digitale, en effet, quoi qu'on ait dit, agit comme tonique vaso-moteur c'est « un galvanisant des systèmes nerveux cardiaque et vaso-moteur (2). »

Quand, par crime, imprudence, ou simplement par l'effet de ce redoutable accident qu'on appelle l'accumulation d'action, le digitalisme est devenu toxique, la mydriase s'accentue; elle apparaît énorme; l'iris ne se contracte plus; d'autres troubles de la vue dont nous n'avons pas à parler se révèlent con-

---

(1) A. Richard. Art. *Digitale* du dictionnaire de médecine en 30 volumes.
(2) A. Gubler. Commentaires du Codex, 2e édition, p. 919.

jointement (1). Nous n'hésitons pas à penser que l'observation des pupilles pourrait, dans le cours d'un traitement par la digitale, prévenir les effets de l'accumulation d'action, toujours à craindre avec ce médicament, peut-être aussi ceux plus rares de l'accumulation de doses. La dilatation pupillaire augmentant jusqu'à envahir la plus grande partie du limbe de l'iris, la contractilité de cet organe abolie commande de cesser au plus tôt l'usage des préparations de digitale, et même de recourir, pour obvier aux accidents imminents, à une médication appropriée, suivant les différents cas : l'opium, les stimulants, les aromatiques, l'alcool, ont été proposés dans ce but; remarquons que tous ces agents sont myosiques. Remarquons encore ce point : dans les diverses observations que nous avons sous les yeux, le retour de la contractilité pupillaire, la cessation de la mydriase a toujours été d'un pronostic favorable.

La digitaline agit comme la digitale elle-même : introduite dans l'œil, Homolle et Quevenne l'ont vue entraîner une perte notable de la contractilité de l'iris.

Sur les animaux supérieurs, les phénomènes ne diffèrent pas de ceux qu'on observe chez l'homme; mais chez la grenouille

---

(1) Nous renvoyons aux observations, en grand nombre, publiées sur les effets toxiques de la digitale. Dans la plupart, nous trouvons l'état de la pupille signalé en ces termes : « la pupille est dilatée, l'iris insensible. » Voir :

A. CAZENAVE. *Journal hebdomadaire,* t. VII, 1832. Empoisonnement suivi de mort par l'extrait de digitale.

G. WILSON. Empoisonnement non suivi de mort par l'infusion de feuilles de digitale. (*London med. Gazette*, août 1844, et *Arch. gén. de méd.*, 1845, t. VIII, p. 362.)

OULMONT. Empoisonnement non suivi de mort par la teinture de digitale. (*Union médicale,* 1851.)

A. DUCROIX. Thèse de Paris, n° 117, 1864.

A. TARDIEU. Étude médico-légale et clinique sur l'empoisonnement, 2e édit. Paris, 1875, p. 753 et suivantes, 798 et suivantes.

nous avons vu se produire, sous l'influence de la digitaline, une contraction pupillaire persistant jusqu'après la mort. M. Gubler incline à penser que les grenouilles sont moins sensibles à l'action de la digitaline qu'à celle de la digitale elle-même; il nous a fallu, en effet, des doses de digitaline fort considérables, eu égard au volume de ces animaux, pour amener des phénomènes appréciables.

EXPÉRIENCE (24 juillet 1875).

Grenouille de forte taille.

2 heures 15. Nous injectons dans le sac lymphatique dorsal un demi-milligramme de digitaline amorphe en solution dans l'alcool à 50°.

Immédiatement réaction, mouvements violents.

2 heures 25. Nouveau demi-milligramme. *Nous observons une certaine contraction pupillaire.*

2 heures 35. Un demi-milligramme. *La contraction de l'iris se prononce.*

2 heures 50. Un demi-milligramme. *Le myosis persiste.*

3 heures 5. Nouveau demi-milligramme. Quelques mouvements convulsifs.

Le myosis persiste en s'accentuant.

3 heures 40. Mêmes phénomènes.

4 heures 10. *La contraction pupillaire persiste.*

Le lendemain, à huit heures du matin, nous trouvons l'animal mort et dans un état de rigidité très-marqué; *les pupilles sont extrêmement étroites.*

Brôme.

Le brôme, et particulièrement le bromure de potassium, par leur action hyposthénisante et sédative bien marquée, nous sont désignés d'avance comme devant dilater la pupille. C'est en effet ce qui se produit sous l'influence de ces médicaments, mais seulement sous l'influence de doses assez fortes;

c'est un phénomène assez généralement observé dans les cas d'ivresse bromique ; il a été noté par M. le docteur Féréol.

Malgré cette tendance mydriatique, le bromure de potassium, en faisant céder des états spasmodiques rebelles, a pu diminuer en même temps le diamètre pupillaire entretenu, à leur faveur, dans une dilatation pathologique assez considérable pour gêner l'exercice de la vision.

Notre ami, le docteur A. Gassot, nous a communiqué à ce sujet l'observation suivante.

OBSERVATION.

Veuve B...., âgée de vingt-huit ans. Bonne santé antérieure, mais tempérament d'une irritabilité très-marquée. Mariée à vingt-deux ans ; n'a pas eu d'enfants, veuve à vingt-cinq ans. Depuis, n'a point été malade. Le 4 septembre 1875, pendant ses règles, cette femme va se baigner les pieds dans un ruisseau. Frisson le soir, suppression des règles.

Du 5 au 12, frissons fréquents, bâillements, pandiculations, palpitations cardiaques.

Le 13. Première attaque convulsive le soir.

Le 14 et le 15. Douze attaques chaque jour, de durée différente, séparées par un intervalle variant de une demi-heure à une heure et demie. *Les pupilles, même en dehors du temps des attaques, sont extrêmement dilatées et insensibles à l'action de la lumière.*

Traitement : lavement d'asa-fœtida. Potion avec sirop de morphine et éther.

Le 16. Onze attaques. Même traitement. Sinapisation sur les membres inférieurs. *Les pupilles se maintiennent aussi dilatées.*

Le 17. Bromure de potassium, 7 grammes. Cinq attaques seulement ; *les pupilles ne sont point modifiées.*

Le 18. Bromure de potassium, 7 grammes. Bain tiède. Quatre attaques. *Les pupilles se sont notablement rétrécies ; mais elles restent encore très-larges et manifestement anormales. On observe un léger retour de leur contractilité sous l'influence de la lumière.*

Le 19. Même traitement, mêmes phénomènes. Trois attaques.

Le 20. Bromure, 4 grammes. Une attaque. *Les pupilles sont à peu près normales.*

Du 21 au 26 il n'y eut pas d'attaques ; le 26, les règles étaient revenues; *les pupilles, parfaitement contractiles, avaient recouvré leur diamètre habituel.*

La malade eut quelques attaques le 27 ; le bromure fut continué, et dans les premiers jours d'octobre elle paraissait entièrement guérie.

Nous ne parlerons pas du bromhydrate de quinine ; ce médicament, qui semblerait devoir participer à la fois des propriétés du brôme et de celles de la quinine, a, en réalité, une action qui lui est propre. Il agit en tant que bromhydrate de quinine. Nous avons eu l'occasion de voir employer cet agent dans le service de M. Gubler ; il fut administré en injections sous-cutanées ; nous n'avons pu saisir pendant sa période d'action la moindre modification pupillaire.

Vératrine.

La vératrine est un alcaloïde propre à la fois aux *veratrum sabadilla, album* et *viride.* Agent de dépression énergique, la vératrine est en même temps, et surtout, un médicament spoliateur, produisant d'abondants vomissements et de la diarrhée. Ces effets se réunissent pour causer de la mydriase ; elle se produit, non pas tant par la vératrine elle-même que sous l'influence de l'irritation du tube digestif, des nausées, de la prostration accompagnée d'anesthésie, d'état convulsif et même tétanique que cette substance détermine.

Colchique.

Le colchique appartient à la même famille que les *veratrum.* Ses effets sont très-analogues ; du reste, son alcaloïde, la colchicine, diffère bien peu de la vératrine.

Le colchique est surtout un purgatif drastique, indirectement, et par l'intermédiaire des nausées et de la spoliation, un sédatif. Quand il manifeste son action par des troubles pupillaires, il les produit dans le sens de la dilatation.

CHAPITRE XIV

ANTHELMINTHIQUES.

Les médecins ont souvent l'occasion d'observer, particulièrement chez les enfants, des mydriases rebelles, quelquefois assez prononcées pour gêner l'exercice de la vision, et qui sont liées à la présence de parasites dans le tube digestif.

Les ascarides lombricoïdes surtout ont le privilége de déterminer cette dilatation de l'iris, qui est, le plus habituellement, inégale des deux côtés. Ces vers siégent, on le sait, spécialement dans l'intestin grêle, et nous pensons que c'est par l'irritation de la muqueuse, transmise au sympathique, que se produit la mydriase. Quelle que soit l'explication du phénomène, il est certain que, fréquemment très-manifeste, il peut même servir à diagnostiquer l'helminthiasis.

Or, il est clair que dans ces cas, en vertu de l'axiome : *ablatà causà tollitur effectus*, un vermifuge, un purgatif rendront à la pupille son diamètre normal. Tel est le mode d'action de ces agents au point de vue du sujet qui nous occupe. Nous n'avons rien de plus à en dire ; énumérer leur longue liste serait inutile.

Nous avions pensé toutefois que le *semen contra* et la santonine ajoutaient aux effets si curieux de daltonisme qu'ils produisent une modification quelconque des pupilles ; il faut dire que nous n'avons pu en constater, ni dans un sens, ni dans un autre.

Lupin.

Les semences de lupin, *lupinus albus* (légumineuses papilionacées, lotées), servaient autrefois, d'après Virgile et Pline, à la nourriture des pauvres gens.

Dans les vieilles pharmacopées, on vantait les graines de lupin broyées comme l'une des quatre farines résolutives.

Dioscoride, Celse ont attribué à cette plante des vertus apéritives ; de nos jours plusieurs médecins, parmi lesquels le professeur Semmola, l'ont conseillée comme vermifuge.

Les semences de lupin renferment plusieurs alcaloïdes dérivés de la cicutine, et une grande abondance de substance amère qui disparaît par la cuisson ou par la macération dans un liquide acide.

Quoi qu'il en soit, le docteur Ranieri Bellini vient de publier (1) récemment plusieurs cas d'intoxication par le lupin dont il a été témoin. Son mémoire, résumé dans le *Journal de thérapeutique* (2), renferme en même temps les résultats d'expériences intéressantes pour nous, car les phénomènes pupillaires furent soigneusement constatés.

Dans une des observations d'empoisonnement, 80 grammes de semences de cette plante avaient été prescrits comme anthelminthique pour deux enfants, l'un de douze ans, l'autre de dix ; la dose, unique pour les deux enfants, devait être prise en lavement. La mère mit 300 grammes de lupin ; aussi, peu

(1) *Lo sperimentale*, fascicolo III, 1875.
(2) Numéro du 25 novembre 1875.

de temps après le lavement, les enfants furent atteints de troubles graves qui s'accompagnèrent d'obnubilation de la vue et de mydriase. Ce dernier symptôme était même tellement accusé, que le premier médecin appelé crut à un empoisonnement par la belladone; il prescrivit de l'alcool et du café. Au bout de deux jours, les deux enfants étaient entièrement remis.

Dans le récit des expériences qu'il fit par la suite, le docteur Bellini cite la dilatation des pupilles comme un symptôme constant qu'il eut encore l'occasion d'observer dans un autre cas d'intoxication. Il s'agissait d'un homme adulte ayant mangé 150 grammes de graines de lupin; l'ensemble des symptômes rappela d'abord les effets de la belladone; l'état grave se dissipa en quelques heures; mais, comme chez les animaux mis en expérience, la mydriase persista quelque temps encore après la disparition des accidents généraux.

Gelsemium sempervirens.

Citons encore une autre substance assez peu connue, le *gelsemium sempervirens* ou *gelsemium nitidum*. Cette plante semble à la fois stupéfiante et sédative (1). Nous en plaçons ici l'étude, car elle a d'abord été employée comme vermifuge et est depuis longtemps connue à ce titre en Pensylvanie. Le docteur américain Hull, qui l'a spécialement étudiée, lui reconnaît à hautes doses une action mydriatique.

M. le professeur Gubler partage cette opinion, et, pour lui,

---

(1) Une observation d'intoxication par le *gelsemium sempervirens* a été publiée le 9 septembre 1875 par l'*Union médicale*, d'après le *The Boston medical and surgical journal*. On observait une énorme dilatation des pupilles, qui ne se contractaient plus sous l'influence de la lumière.

la dilatation pupillaire est un des phénomènes appartenant à la période toxique de l'action du *gelsemium sempervirens* (1).

---

(1) Aujourd'hui délaissé, le mouron (*anagallis arvensis,* primulacées) a joui jadis d'une certaine vogue. Comme le lupin et le *gelsemium sempervirens,* il exerce sur la pupille une action mydriatique reconnue et signalée par plusieurs anciens auteurs de matière médicale.

RÉSUMÉ ET CONCLUSIONS

I

Nous croirions n'avoir pas atteint le but de ce travail si nous n'étions parvenu à démontrer que l'étude des modifications pupillaires peut fournir à la thérapeutique des ressources doublement précieuses.

Nous y trouvons, en effet, avec un indéniable intérêt de curiosité scientifique, une évidente utilité clinique.

Nous nous sommes attaché surtout à ce second point, et nous avons vu comment l'état de la pupille pouvait parfois commander au médecin l'emploi de tel agent de préférence à tel autre, les mydriatiques si le malade présente du myosis, les médicaments myosiques dans l'alternative opposée. *Contraria contrariis.*

Nous avons considéré l'iris comme un véritable manomètre capable de réglementer les doses de certains médicaments dangereux, d'indiquer où s'arrête la tolérance individuelle, de nous annoncer aussi sûrement que le pouls l'imminence d'accidents, par exemple l'asphyxie ou la syncope dans le cours de l'anesthésie.

Enfin, nous avons encore admis que l'étude des modifications pupillaires offre au sujet du mode d'action des médicaments des données d'une incontestable valeur, et peut aider aux progrès si désirables de cette branche à peine ébauchée de la science : l'antagonisme thérapeutique.

II

Parmi les agents de la matière médicale, nous avons dû faire, à notre point de vue, d'importantes distinctions.

Les uns modifient la pupille, pour ainsi parler, *directement*, par une action spéciale et caractérisée sur l'iris ou, au moins, sur les extrémités des nerfs qui l'animent; ainsi la plupart des solanées, ainsi la fève d'épreuve du Calabar.

D'autres ne l'atteignent que *secondairement* et par l'entremise de phénomènes variés; tels sont les reconstituants, les vomitifs, les altérants dyscrasiques, tels encore les vermifuges. Ces substances, dont l'effet sur la pupille se résume en un retentissement indirect, agissent tantôt en éloignant les causes qui maintenaient l'iris dans un état pathologique, le plus souvent de dilatation anormale, tantôt en produisant un état général susceptible de s'accompagner physiologiquement, quelle que soit son origine, de mydriase ou de myosis. Or, les pupilles sont influencées dans le sens de l'élargissement par les états de dépression, d'anhémie et d'anervie, de nausées et de vomissement, d'irritation gastrique et intestinale, d'asphyxie, de syncope, de spasme, de convulsion, etc. Elles se rétrécissent, au contraire, dans les cas de stimulation sthénique, de sommeil non comateux, d'hyperhémie encéphalique, etc.

Enfin, d'autres médicaments agissent sur l'ensemble du système nerveux, soit central, soit du grand sympathique; c'est là un troisième et dernier mécanisme auquel obéissent les fibres musculaires de l'iris; leurs modifications correspondent alors à peu près exactement à celles de la circulation.

III

En terminant, déclarons notre ambition satisfaite si nous avons réussi à attirer l'attention sur un signe généralement négligé, quoique important par les renseignements qu'il est apte à fournir, en même temps que pratique par la facilité de sa constatation.

On nous objectera que les différences des individus et des âges, le temps lumineux ou obscur, l'heure même de la journée suffisent à modifier la pupille ; nous répondrons qu'il ne s'agit pas de tenir à des résultats d'une précision mathématique, mais de chercher seulement des modifications relatives.

Quant à nous, nous avons entouré nos expériences des plus minutieuses précautions ; c'est à elles que nous devons, ainsi qu'à l'emploi du pupillomètre, d'avoir pu fréquemment exprimer par des chiffres les différences obtenues ; cette rigoureuse exactitude, nous le reconnaissons, ne saurait s'obtenir en clinique.

Enfin, ce que nous avons constaté, nous l'avons dit sans réticences ni exagérations ; n'ayant pas d'opinion préconçue, n'admettant l'immutabilité d'aucune doctrine, nous avons pu le dire avec la plus complète indépendance. Nous espérons ainsi être resté fidèle, dans le cours de ce travail, à cette devise, guide de nos études médicales : *Non fide sed ratione et scientia;* Nous traduisons ainsi : « En médecine, en thérapeutique surtout, il ne faut pas *croire*, mais *raisonner* et *savoir*. »

ERRATA.

Page 19, ligne 2e, *lire :* professeur Fick (de Zurich).

Pages 23, ligne 8e, *lire :* pour être sûr qu'il corresponde encore au zéro de la graduation, il faudrait pouvoir observer à la fois les deux extrémités du diamètre.

Page 25, ligne 13e, *lire :* *m'' m'* (les deux moitiés) est égal au diamètre de l'objet.

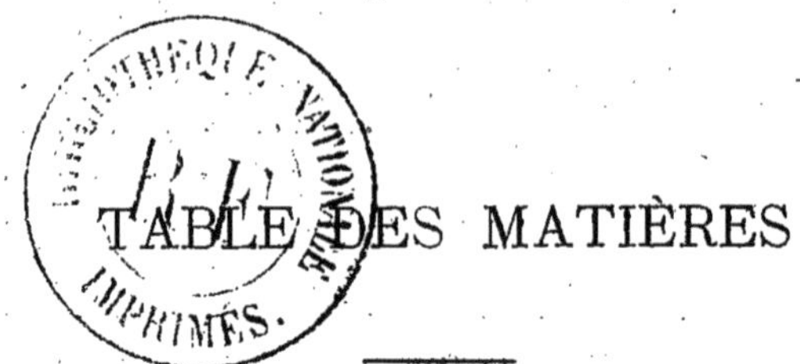

TABLE DES MATIÈRES

Orléans. — Imprimerie de Georges JACOB, cloître Saint-Étienne, 4.

www.ingramcontent.com/pod-product-compliance
Ingram Content Group UK Ltd.
Pitfield, Milton Keynes, MK11 3LW, UK
UKHW020955230726
13923UKWH00007B/400